Der Wille entscheidet!

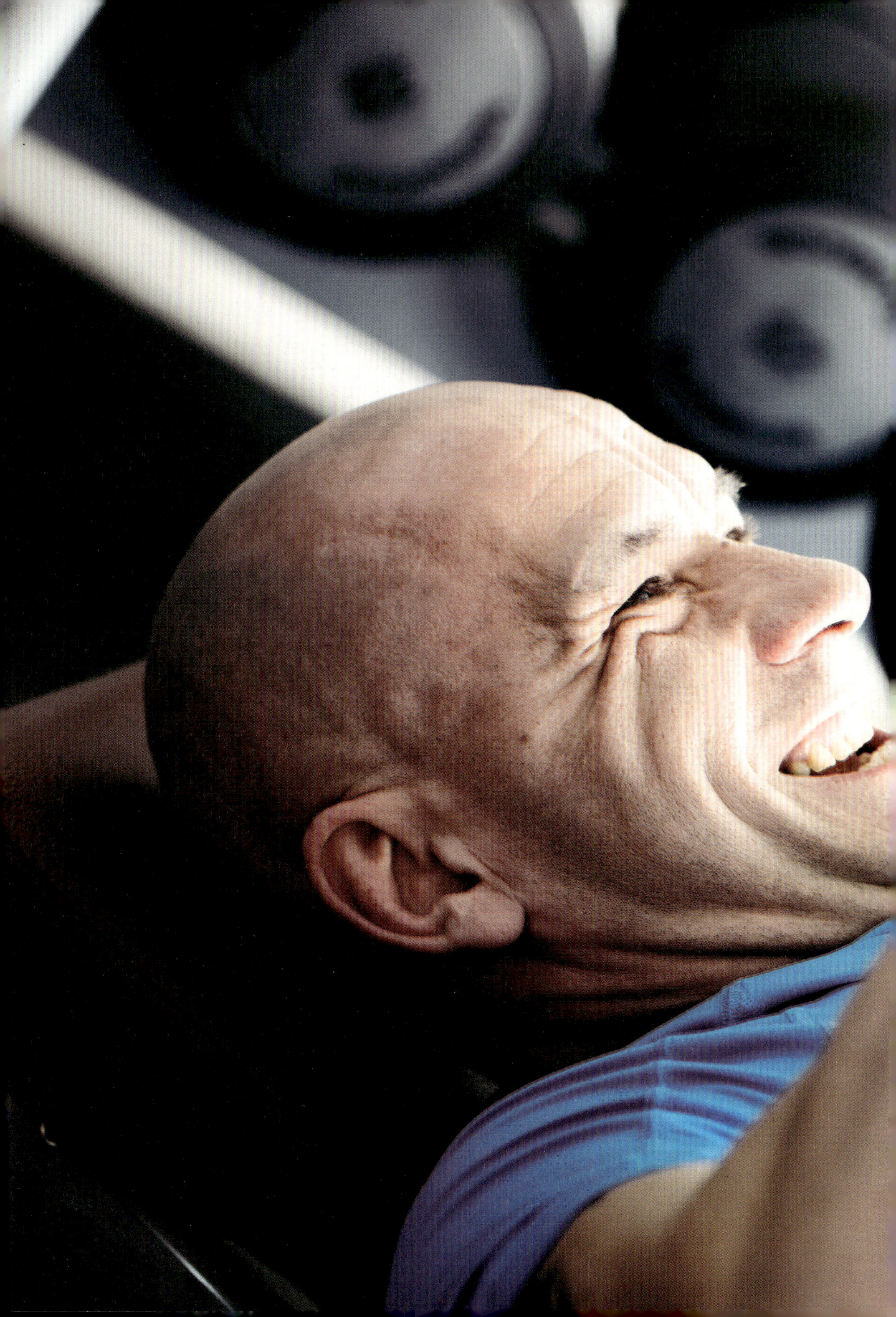

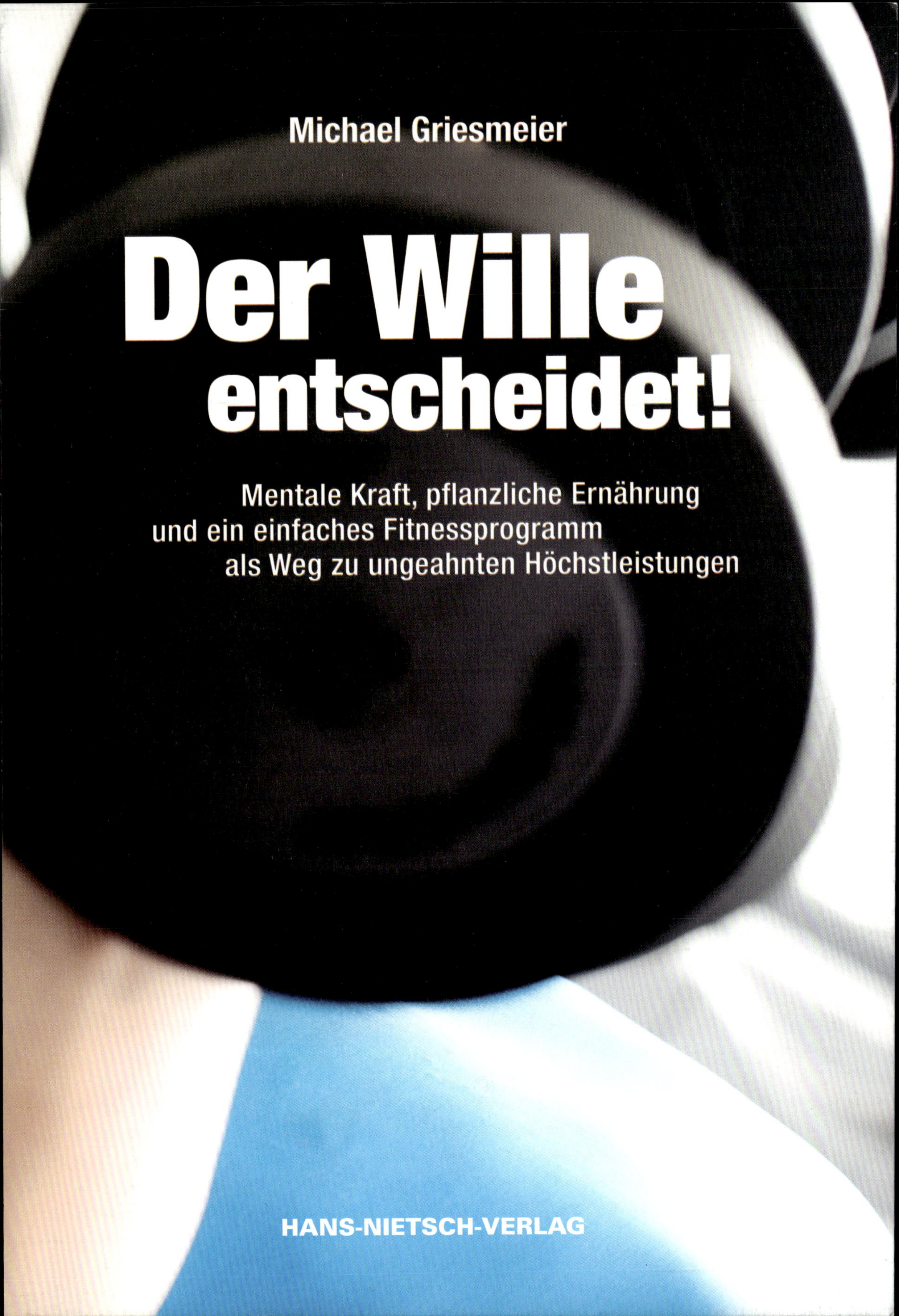

Michael Griesmeier

Der Wille entscheidet!

Mentale Kraft, pflanzliche Ernährung
und ein einfaches Fitnessprogramm
als Weg zu ungeahnten Höchstleistungen

HANS-NIETSCH-VERLAG

Hinweis: Die Ratschläge in diesem Buch sind sorgfältig erwogen und geprüft. Sie bieten jedoch keinen Ersatz für kompetenten medizinischen Rat, sondern dienen der Begleitung und der Anregung der Selbstheilungskräfte. Alle Angaben in diesem Buch erfolgen daher ohne Gewährleistung oder Garantie seitens des Autors oder des Verlages. Eine Haftung des Autors bzw. des Verlages und seiner Beauftragten für Personen-, Sach- und Vermögensschäden ist daher ausgeschlossen.

Textbearbeitung und Gesprächsteile: Dirk Grosser
Lektorat: Martina Klose
Korrektorat: Petra Zwerenz
Gestaltung: Kurt Liebig
Fotos: Steffi Behrmann
Weitere Fotos: Seite 19, 21, 30, 32, 40, 67 und 72 privat; Seite 80 und 81 Kai Horstmann, Seite 159 Sabine Schlaak
Foodstyling: Franziska Zobel
Druck: Kern GmbH, Bexbach

Hans-Nietsch-Verlag
Am Himmelreich 7
79312 Emmendingen

www.nietsch.de
info@nietsch.de

ISBN 978-3-86264-333-2

DANK

Ich möchte mich an dieser Stelle bei allen Menschen bedanken, die meine Entwicklung und dieses Buch erst möglich gemacht haben.

Meine vielen lieben Facebook-Freunde und -Fans, die mir schon jahrelang die Treue halten, immer an mich glauben und mir damit so viel positive Energie senden. Ihr seid unglaublich. Ich danke euch!

Dank auch an meine Eltern, meinen Bruder Carsten Heeder, meine Kinder, an Birgit Semrau, Mirko Baschetti, Mascha Labischinski, Sigrid Beckmann-Lamb, Andreas Bender, Sabine Schlaak, Hille Bäsler von der Firma *Falke*, Mahi Klosterhalfen von der Albert-Schweitzer-Stiftung, Cordula Parthier und Mario Müller. Einen besonderen Dank an Ralf Lederer und Hans Nietsch vom wunderbaren Hans-Nietsch-Verlag, die mir die Chance gaben, meinen Buchtraum professionell zu verwirklichen, an Dirk Grosser, der mein Buchprojekt begleitete, an Steffi Behrmann, die die Fotos für mein Buch geschossen hat, an die Foodstylistin Franziska Zobel und natürlich an meine Lebensgefährtin Sabine, die mich jeden Tag unterstützt, indem sie mich so sehr liebt, wie man einen Menschen nur lieben kann, und die auf dem Foto auf Seite 109 an meiner Seite zu sehen ist. Vielen Dank auch an das Fitness-Studio *Soma Fit* in Gütersloh und das Nordpark-Restaurant in Bielefeld, die uns ihre Räumlichkeiten für die Fotosessions zur Verfügung stellten. Unendlichen Dank und möge Zufriedenheit, Gesundheit, Ausdauer und ein unbändiger Wille immer bei Euch sein.

INHALT

TEIL II: DIE PRAXIS

ANHANG

● **Michael Griesmeier** im Gespräch mit **Dirk Grosser**

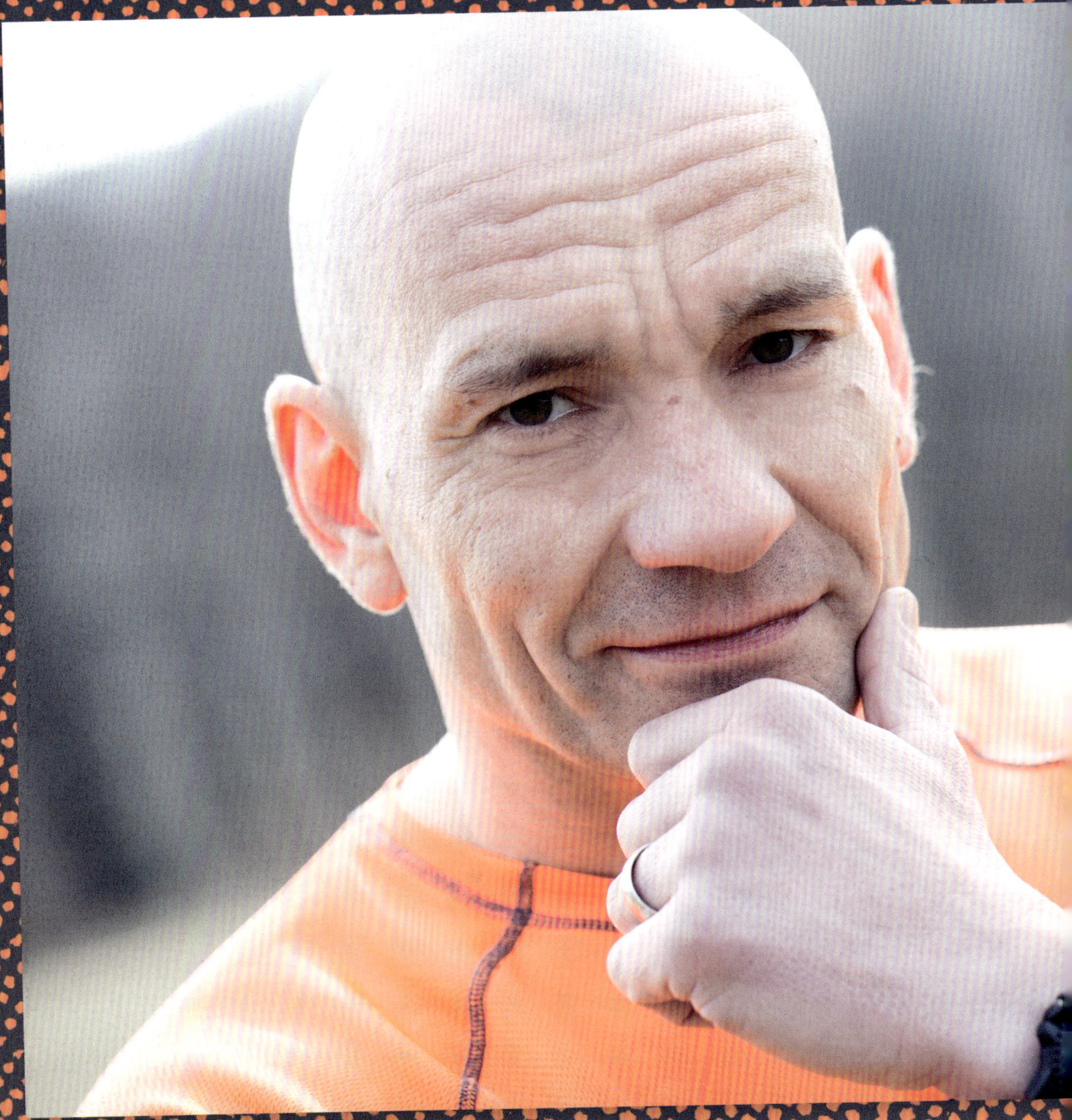

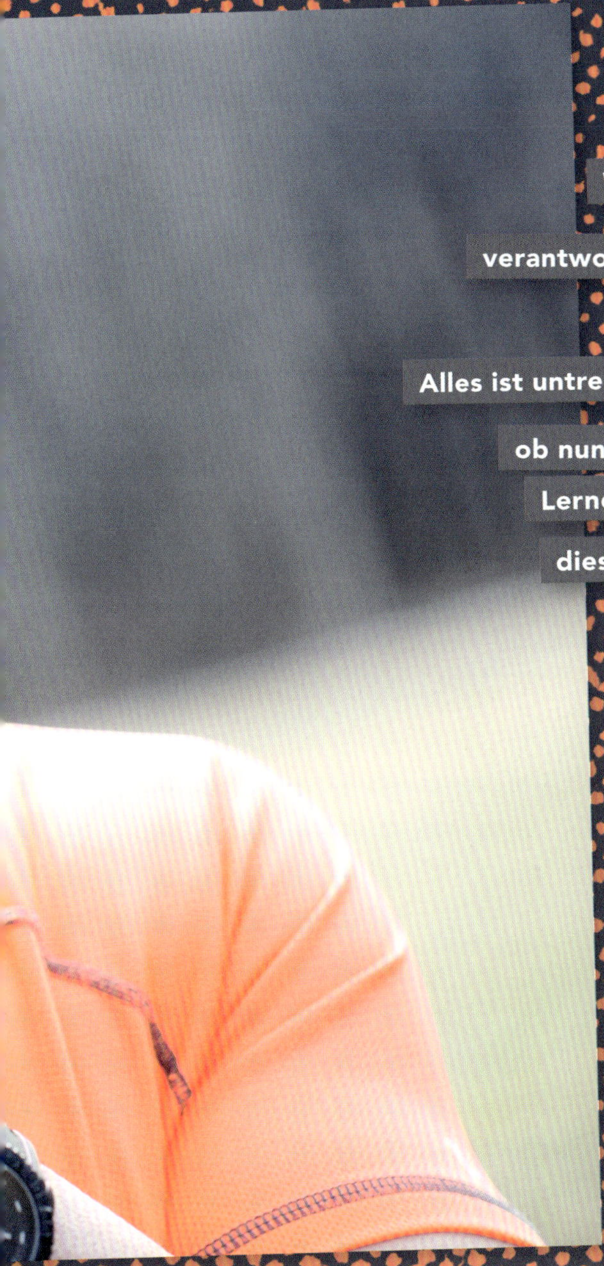

Wir Menschen haben die Pflicht,
verantwortungsvoll und äußerst achtsam
mit Mutter Erde umzugehen.
Alles ist untrennbar miteinander verbunden,
ob nun Körper und Geist oder Mensch und Natur.
Lernen wir, wieder ein Teil
dieses wunderbaren Ganzen zu werden.

Michael Griesmeier

VORWORT DES HERAUSGEBERS

Michael Griesmeier hat uns fasziniert. Die Leistungen, die er erbringt, und die Motivation, die ihn dazu antreibt, haben nachhaltig Eindruck auf uns gemacht, als wir ihm das erste Mal in Berlin begegneten. Es dauerte nicht lange, bis wir gemeinsam beschlossen, sein Anliegen mit einem Buch in eine breitere Öffentlichkeit zu tragen. Dieses Anliegen hat drei Eckpfeiler: Zum einen ist es die Achtung vor dem Leben, der Respekt vor der Natur, denen Michael seine extremen sportlichen Leistungen widmet und denen er durch seine Anstrengungen größere Aufmerksamkeit verschaffen möchte. Zum anderen geht es ihm darum, zu zeigen, dass wir Menschen für sportliche Erfolge nicht auf tierisches Eiweiß zurückgreifen müssen, sondern dass uns eine pflanzliche Ernährung genügend Kraft und Energie liefert, um das zu erreichen, was wir uns vorgenommen haben. Und als letzter großer Punkt steht seine Überzeugung, dass jeder Mensch ungeahntes Potenzial in sich trägt, das er mithilfe seines Willens entfalten kann.

Michael versteht es, Menschen in unnachahmlicher Weise zu motivieren und zu inspirieren. Er traut jedem Menschen Unglaubliches zu – und das spürt man in jeder Zeile seines Buchs.

Natürlich sind solch extremen Leistungen, wie Michael sie vollbringt, nicht jedermanns Sache, und auch die Härte, mit der Michael bei solchen Events gegen sich selbst vorgeht, mag nicht jedem gefallen. Doch dieses Buch möchte auch nicht jeden Leser auffordern, zu versuchen, Michaels Weltrekord im Treppenlaufen zu brechen oder nächste Woche an einem Ultramarathon teilzunehmen. Unsere Ziele mögen ganz andere sein: Wir wollen fit sein, gesund und ausdauernd, um die Dinge zu tun, die uns Freude bereiten. Gleichzeitig wollen wir nicht mehr die Augen davor verschließen, dass unsere Lebensmittelindustrie seit Jahren einen gänzlich falschen Weg eingeschlagen hat, den wir nun verlassen müssen, um uns, den Tieren und unserer ganzen Umwelt gerecht zu werden.

Was Michaels Geschichte zeigt, ist, was möglich ist, wie man Entscheidungen trifft, die das Leben nachhaltig umkrempeln, welche Energie und Ausdauer in jedem von uns steckt, und wie wir über unsere selbst gesteckten Grenzen hinauswachsen können. Eine pflanzliche Ernährung, die dem Körper das gibt, was er braucht, und ein Fitness-Training, wie Michael es hier vorstellt, gekoppelt mit der richtigen Motivation, können einiges in unserem Leben bewegen. Wir können die Kraft unseres Geistes ebenso neu entdecken wie die Kraft unseres Körpers – und dabei so handeln, dass ein lebenswertes Leben für alle Wesen auf diesem Planeten immer mehr Realität wird.

ZUM GELEIT

Michael Griesmeier passt in keine Schublade. Von einer Minute auf die andere wird er vom sympathischen Jungen von nebenan zum Topathleten, der mit eisernem Willen unglaubliche Leistungen aus seinem Körper herausholt und dabei alle mir bekannten Grenzen überschreitet. Ich werde nie vergessen, wie Michael nach fast 6 Stunden Treppenlaufen mit einem 30-Kilogramm-Rucksack gerade noch von Krämpfen geschüttelt war, um dann die letzten Stufen hinaufzusprinten, als wären weder der Rucksack noch die Krämpfe real.

Ich freue mich, dass ich Michael ein bisschen inspirieren konnte und dass er so viele andere Menschen inspiriert. Heutzutage werden wir mit den verschiedensten Botschaften überflutet und oft darf man sich fragen, ob bei den „Botschaftern" nicht ein gehöriges Maß an Eigennutz im Spiel ist. Michael vertritt jedoch Ideale, die ihm wichtiger sind als er selbst. So erst kann er Leistungen abrufen, von denen sein Körper nicht weiß, dass er überhaupt dazu fähig ist. Was genau damit gemeint ist, werden Sie in diesem Buch erfahren.

Mahi Klosterhalfen
(Geschäftsführer Albert-Schweitzer-Stiftung für unsere Mitwelt)

Mein Halbbruder Michael und ich wuchsen in zwei verschiedenen Familien auf, sodass wir uns erst kennenlernten, als wir beide unser 30. Lebensjahr schon überschritten hatten. Bei unserem ersten Treffen stellte sich heraus, dass wir mehr gemeinsam haben als bloß ein paar Gene: die Bereitschaft, uns über das Lebensnotwendige hinaus für unsere Umwelt und unsere Mitmenschen einzusetzen, die Dinge konsequent anzupacken.

Michaels Leben nahm eines Tages eine Wendung und für seine neuen Zielsetzungen bat er mich um informationstechnische Beratung und Hilfe. Neben der Erstellung seiner ersten Homepages war mein wichtigster Beitrag zu Michaels Erfolg mein Rat, sich mit den Möglichkeiten der Sozialen Medien zu beschäftigen, um so Aufmerksamkeit für seine Aktivitäten zu erregen und seinen Unterstützerkreis auszubauen. Wenn ich heute seine Beiträge auf *Facebook* lese und sehe, welches Feedback er bekommt, macht mich das stolz.

Manchmal erscheinen Michaels Ansichten vielleicht etwas radikal, doch das ist aus vielerlei Gründen verständlich. Tatsachen wie Massentierhaltung, Welthunger, Umweltkatastrophen und ernährungsbedingte Zivilisationskrankheiten verlangen wohl radikale Veränderungen. Außerdem tritt Michael friedlich für seine Ansichten ein, verbreitet Informationen und Denkanstöße ohne jede Aggression und lebt das, was er vertritt, einfach vor.

Die Frage, ob der menschliche Körper grundsätzlich für den Verzehr von Fleisch gemacht ist, ist für mich eher auf philosophischer, wenn nicht sogar auf religiöser Ebene zu klären. Tatsache ist aber, dass unsere Vorfahren große Anstrengungen bei der Jagd unternehmen mussten und der Verzehr tierischer Nährstoffe mehr Ausnahme als Regel war. Heutzutage liegt in unseren Kühltruhen Fleisch, das teilweise weniger als Gemüse kostet. Ein erschreckend großer Teil davon landet bereits im Supermarkt oder später in den Haushalten im Müll. Es ist schwer zu übersehen, dass hier eine Schieflage besteht, die jeden dazu veranlassen sollte, sich über seine Ernährung Gedanken zu machen.

Mich hat Michaels Weg dazu inspiriert, meine Lebensweise zu ändern: Ich habe mit Mitte dreißig angefangen, regelmäßig Sport zu treiben, meinen Fleischkonsum extrem und nachhaltig einzuschränken und mich mit dem, was ich meinem Körper zuführe, genauer zu beschäftigen. Es würde mich freuen, wenn die Lektüre dieses Buches noch mehr Menschen dazu bewegte, sich über ihren persönlichen Einfluss auf den Verlauf der Dinge in der Welt Gedanken zu machen und an der einen oder anderen persönlichen „Stellschraube" zu drehen. Wenn das jeder täte, wäre die Welt sicher eine bessere.

Carsten Heeder

VORWORT DES AUTORS

Als ich im Herbst 2010 den wunderbaren Dokumentarfilm *Home* des französischen Fotografen und Journalisten Jann Arthus-Bertrand sah, hatte ich immer wieder Tränen in den Augen. Die unglaublich schönen Bilder unserer Erde, die Erklärungen zur Entstehung des Lebens, die atemberaubenden Naturaufnahmen aus der Vogelperspektive, aber auch die erschreckenden Fakten, der kritische Blick auf das, was wir Menschen diesem Himmelskörper in wenigen Jahrzehnten antaten und weiterhin ungebremst antun – all das berührte mich zutiefst. Mit einem Mal wurde mir bewusst, dass alles Lebendige auf unserem wunderbaren Blauen Planeten untrennbar miteinander verbunden ist! Mir kam es vor, als nehme jemand meine „Wohlstandsbrille" ab, sodass ich endlich klar und unverstellt sehen konnte. Ich hatte plötzlich den Mut, mir die Dinge näher anzusehen, die ich vorher möglichst schnell verdrängt hatte, um mich nicht meiner eigenen Bequemlichkeit und meiner Illusion zu berauben. Die Erkenntnis, dass ich Teil eines Systems war, das für unendlich viel Leiden auf der Welt und letztlich für die Zerstörung der Natur unseres Heimatplaneten verantwortlich war, traf mich hart – und mir blieb gar nichts anderes übrig, als ganz auf Veränderung zu setzen.

Ich stellte mein gewohntes Leben auf den Kopf und beschloss, von nun an auf *mein* Gefühl und *meinen* Verstand zu hören, und nicht mehr auf das, was Ärzte, Unternehmen, Lobbyisten, Politiker sowie geschönte Statistiken mir suggerierten.

Wer ich vorher war, wie mein Leben sich veränderte und was ich damit zu erreichen hoffte, das habe ich in diesem Buch zusammengefasst.

Was ich schreibe und sage, soll niemanden anklagen oder verurteilen, es soll vielmehr informieren, motivieren und auch beweisen, dass es sich lohnt, mit Achtsamkeit, Mut und einem starken Willen durchs Leben zu gehen. Achtsamkeit, um die Dinge wahrzunehmen, die längst nicht mehr stimmig sind; Mut, die nötigen Schritte zur Veränderung einzuleiten; ein starker Wille, um diesem Weg treu zu bleiben.

Dies ist *meine* Geschichte, mein Weg, doch ich hoffe, dass gewisse Aspekte davon auch andere Menschen motivieren können, umzudenken und eine andere Lebensweise anzustreben. Je mehr Menschen einem lebensverachtenden System den Rücken kehren und versuchen, auf andere Weise in der Welt zu agieren, desto besser sind die Chancen unserer Erde, sich zu erholen und zu einem wunderbaren Ort für *alle* Wesen zu werden.

Folgen Sie mir jetzt einfach eine Weile, seien Sie kritisch, aber dennoch offen für Neues. Vielleicht beginnt heute eine Veränderung in Ihrem Leben, mit der Sie nie gerechnet hätten …

Michael Griesmeier
im Sommer 2014

TEIL I

MEIN WEG

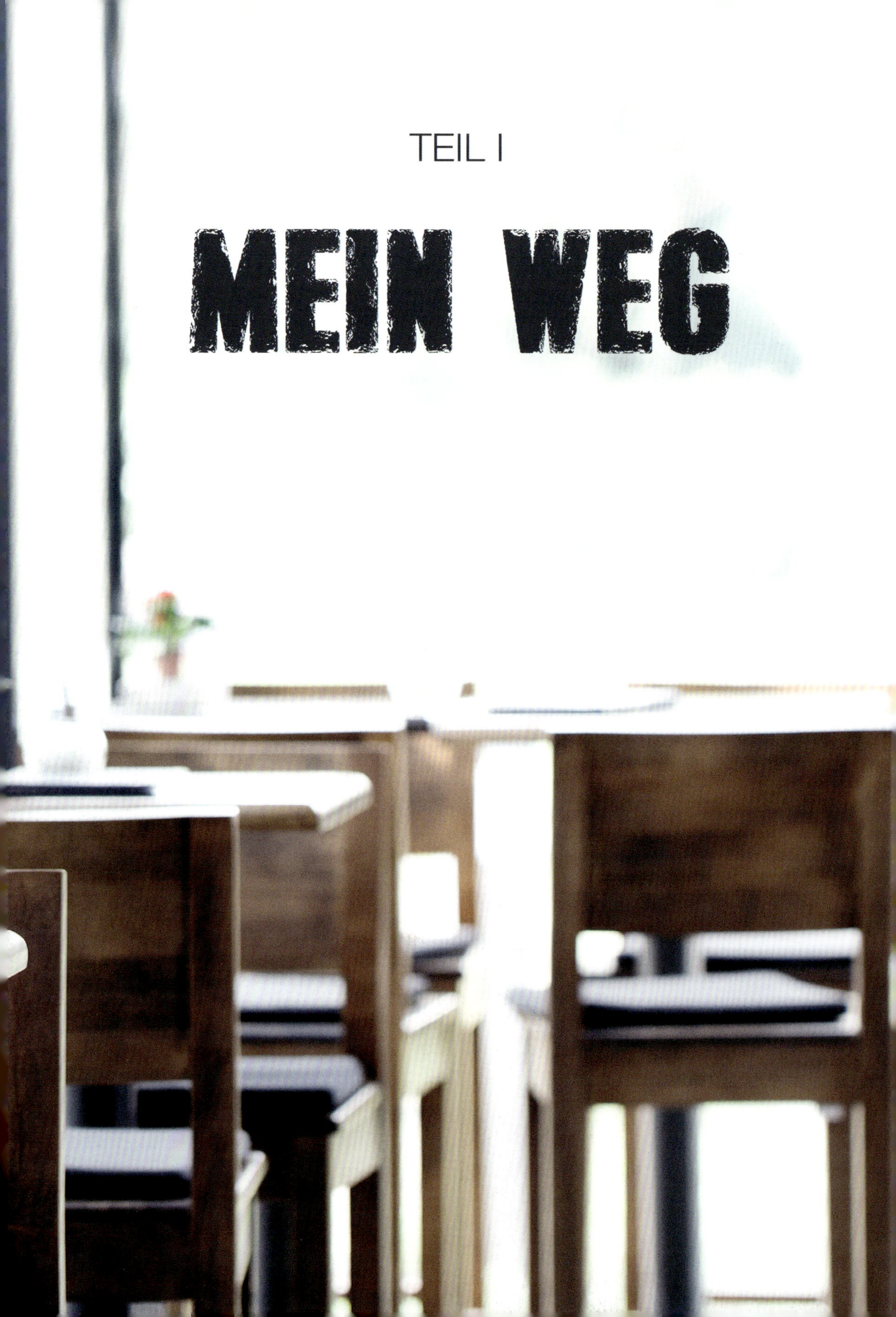

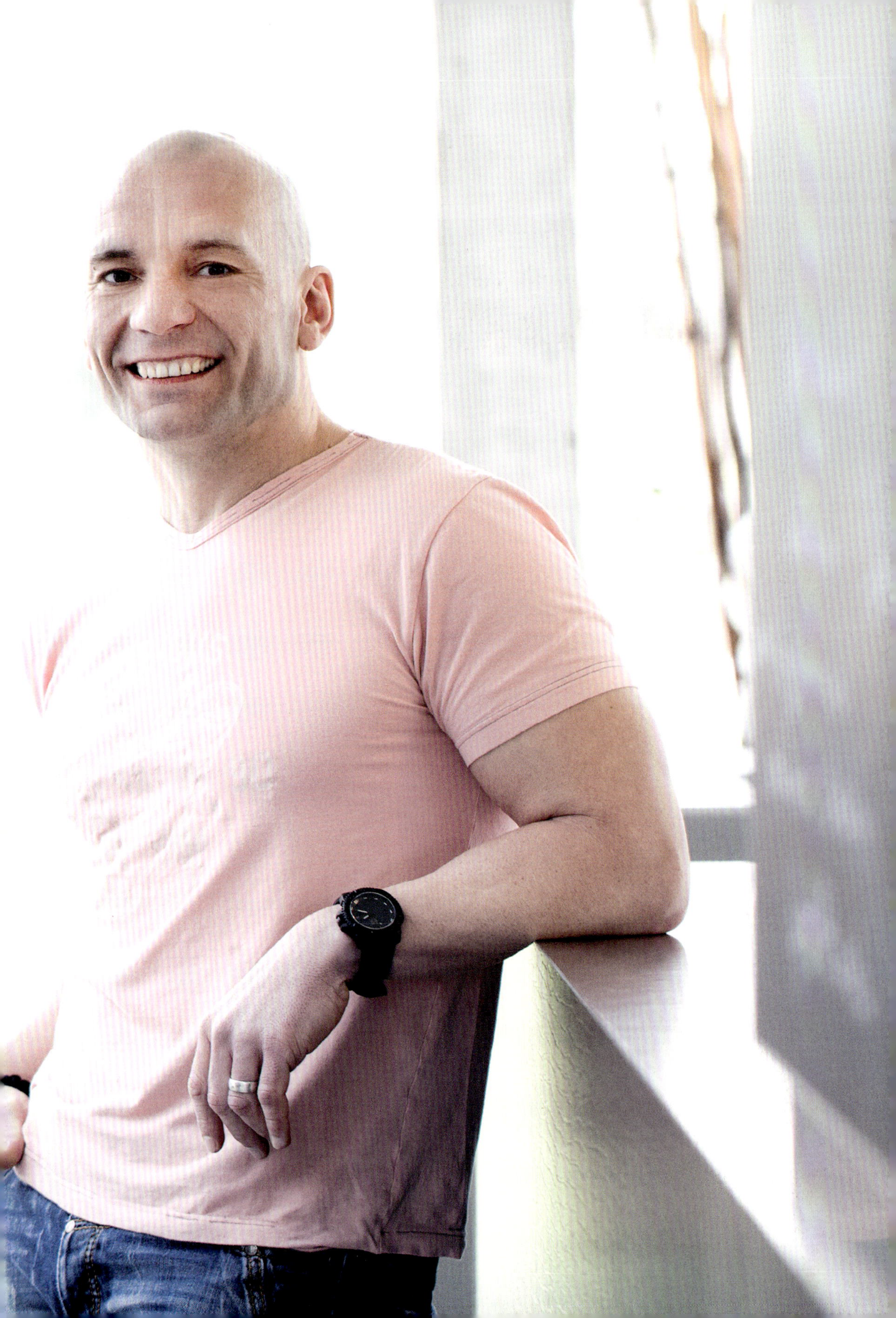

VOM OPFER ZUM BESCHÜTZER

Im Alter von vierzehn Jahren veränderte ein entscheidendes Ereignis mein Leben. Ein Ereignis, das sich tief in meine Seele einbrannte. Auch wenn ich es damals noch nicht wusste: Ohne diese Erfahrung hätte mein Leben wohl eine völlig andere Richtung genommen.

Was war passiert?

Es begann in der Mittagspause auf dem Schulhof. Ich bekam mit einem Klassenkameraden Streit. Zu dieser Zeit wurden Auseinandersetzungen eher sportlich durch Ringen bestritten, um den anderen zu Boden zu werfen und ihn zur Aufgabe zu zwingen. Schlagen und Treten waren sowohl für mich als auch für meine Klassenkameraden ein Tabu. Dank meines großen Ehrgeizes ging ich aus diesem Wettstreit als fairer Sieger hervor. Wir gaben uns danach freundschaftlich die Hand und unser Streit war beigelegt. Plötzlich packte mich jemand von hinten im Genick. Mein erster Gedanke war, dass einem Lehrer unsere Rauferei nicht verborgen geblieben war und er mir nun im Rahmen seiner Pflichterfüllung und kraft seines Amtes eine verbale Rüge erteilen würde. Ich rechnete auch damit, vor dem Direktor erscheinen zu müssen und irgendeine Form der Bestrafung aufgebrummt zu bekommen … Es war jedoch kein Lehrer, der mich da gepackt hatte, sondern ein großer, kräftiger Junge aus der 10. Klasse, dem schon ins Gesicht geschrieben stand,

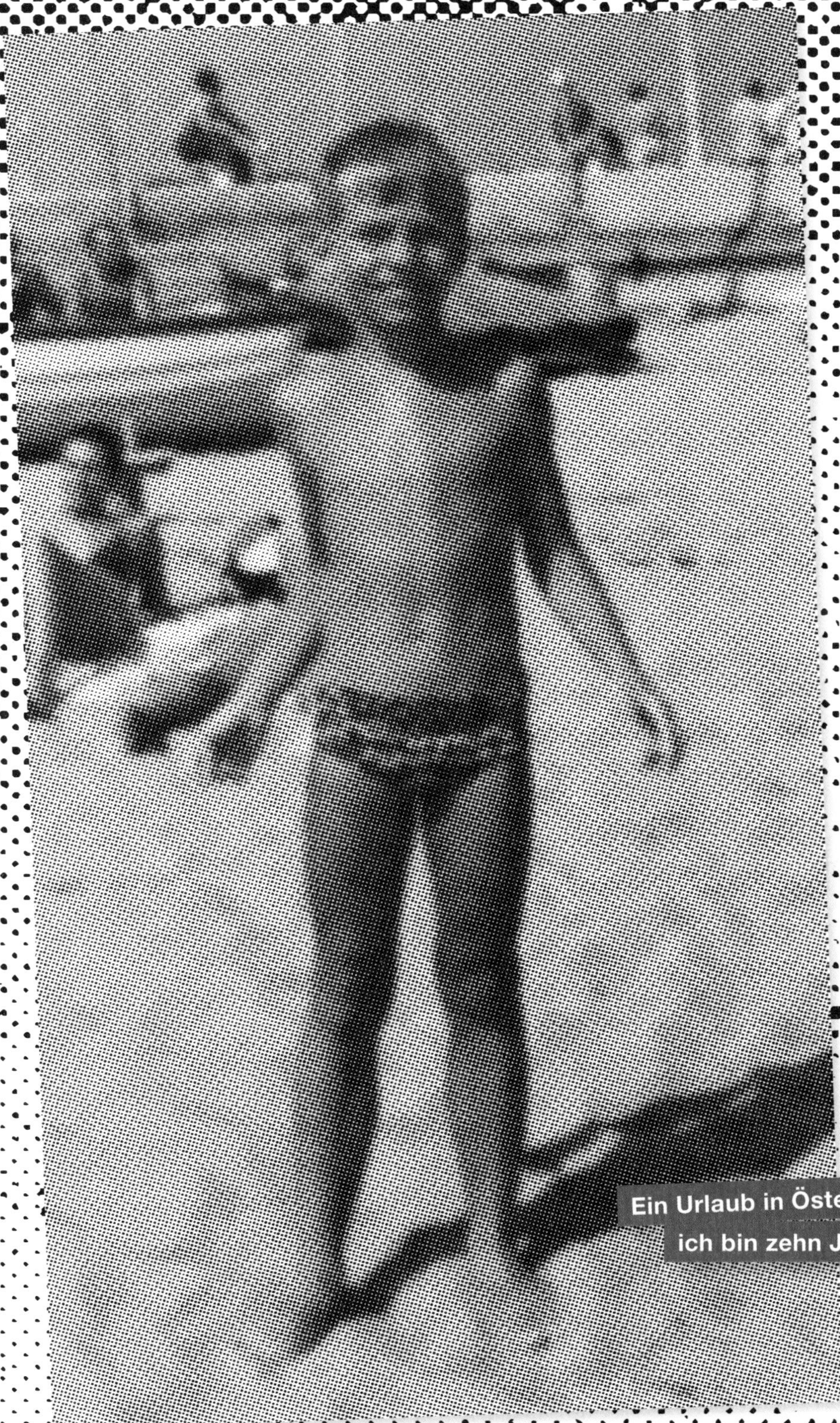

Ein Urlaub in Österreich;
ich bin zehn Jahre alt

dass er mit seiner Intelligenz keinen Blumentopf gewinnen konnte. In wenigen Augenblicken waren wir von anderen Jungs seiner Art umringt. Wutentbrannt starrte er mir ins Gesicht und kündigte Vergeltung für seinen unterlegenen Kumpel an. Nach dem Unterricht sollte ich mich auf etwas gefasst machen! Jegliche Argumente, mit denen ich einer weiteren körperlichen Auseinandersetzung aus dem Weg zu gehen versuchte, liefen ins Leere …

Den Rest des Schultages verbrachte ich mit einem flauen Gefühl in der Magengegend, da ich mir die schlimmsten Szenarien vorstellte. Ich verwarf die Idee, den Vorfall einem Lehrer zu melden, da es sich ja vielleicht doch nur um eine leere Drohung handelte. Abgesehen davon war „Petzen" nicht eben beliebt. Auf dem Weg nach Hause war dann von meinen Widersachern nichts zu sehen und ich atmete schon auf, als ich hinter mir die Stimme hörte, die mir schon den ganzen Tag Angst bereitet hatte. „Na, da bist du ja!", tönte es, und mir lief es heiß und kalt den Rücken hinunter. Ich wurde vom Gehweg auf einen benachbarten Spielplatz gezerrt. Dort standen sie schon alle bereit – wie ein Lynchkommando bauten sie sich um mich herum auf. Zuerst testete der ältere Junge meine Nehmerqualitäten, die so schlecht nicht waren. Ihm schmerzte nach dem zweiten Schlag die Hand und mir das Gesicht. Ich hatte Skrupel und auch Angst davor zurückzuschlagen. Nach einem Faustschlag in die Magengrube sank ich in die Knie und rang nach Luft. Seine umstehenden Freunde schirmten das Spektakel nach außen hin ab, da nun mittlerweile ein Lehrer am Tatort angekommen war. Er erkundigte sich, ob alles in Ordnung sei. Als ob ich freiwillig auf dem Boden läge, während einige viel ältere Jungs um mich herumstanden! Doch da die Schlägerbande ihm versicherte, dass alles okay sei, setzte er seinen Weg nach Hause fort. Auf dem Boden liegend, bekam ich noch einige Tritte zu spüren. Dann waren meine Peiniger so schnell verschwunden, wie sie gekommen waren. Ich lag zusammengekrümmt und allein auf dem sandigen Boden. Ich fühlte mich hundeelend, erniedrigt und tief verletzt. Meine blutende Nase machte mir nichts aus, auch die blauen Flecken am Körper waren mir egal. Das Schlimmste daran war das Gefühl gewesen, hilflos und total ausgeliefert zu sein. Ich wusste, dass ich so etwas nie wieder erleben wollte. Wirklich nie wieder!

Als ich nach Hause kam, erschraken meine Eltern natürlich sehr. Sie machten sich große Sorgen, denn so hatten sie mich noch nie gesehen. Zudem wollte ich nicht wirklich über den Vorfall sprechen – einerseits aus Scham,

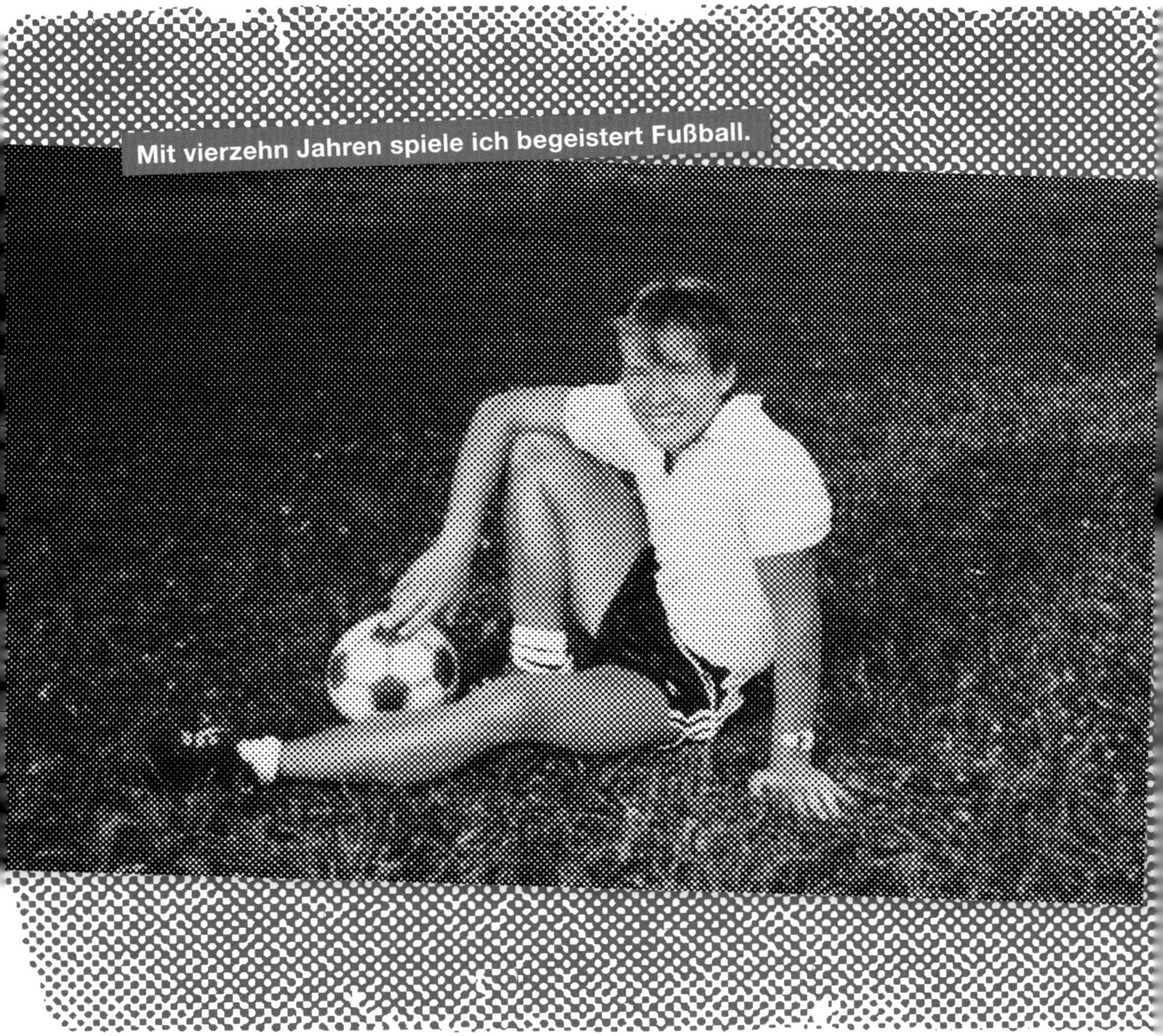

Mit vierzehn Jahren spiele ich begeistert Fußball.

andererseits aus Angst, meine Eltern könnten sich in der Schule beschweren und so das Ganze noch schlimmer machen. Also wiegelte ich ab und spielte alles herunter. Innerlich reifte jedoch ein Entschluss – wohl das einzig Positive an diesem Erlebnis. Ich hatte ein klares Ziel vor Augen und wusste, was zu tun war.

Sport hatte in meinem Leben schon immer eine wichtige Rolle gespielt. Als eher schmächtiger Junge spielte ich einige Jahre Fußball und wurde ein recht passabler Rechtsverteidiger, der die gegnerischen Stürmer oft zur Verzweiflung trieb. Wenn es um sportliche Dinge ging, hatte ich schon immer einen ausgeprägten Willen, der mir zugutekam, auch wenn die körperlichen Voraussetzungen nicht die allerbesten waren. Ich gab stets alles und war als echte Kämpfernatur bekannt. Dies wollte ich mir nun in einer anderen, augenscheinlich passenderen Sportart zunutze machen. So hängte ich meine Fußballschuhe an den berühmten Nagel und meldete mich am nächsten Tag in einem Boxverein an. Von meinem Taschengeld, das ich mit dem Austragen von Zeitungen aufbesserte, kaufte ich mir meinen ersten Satz Kurzhanteln. Ich nahm mir vor, hart zu trainieren, um nie wieder in eine solche Situation zu geraten: Ich wollte mich nie wieder ohnmächtig ausgeliefert fühlen. Und ich wollte auch niemals mehr hilflos zusehen, wenn ein anderer mein Schicksal teilte. Die Demütigung, die ich damals so deutlich spürte, wollte ich auch anderen ersparen. Natürlich war die Vorstellung, andere stets beschützen zu können, ein wenig naiv und vielleicht auch von entsprechenden Comics oder Fernsehsendungen geprägt, aber dennoch weiß ich, dass mich dieses Erlebnis tief prägte und auf gewisse Weise erwachsen werden ließ. Ein Beschützerinstinkt erwachte in mir, den ich bis heute beibehalten habe und der in entsprechenden Situationen sehr lebendig in mir wird. Wenn Schwächere in Not geraten, kann ich einfach nicht still zusehen.

BODYBUILDING, DIE ERSTE

Wenige Monate später – und das, obwohl mein damaliger Boxtrainer mir durchaus Talent bescheinigte – fasste ich den Entschluss, auch dem Boxsport den Rücken zu kehren. Ich sah wenig Sinn darin, täglich hart zu trainieren, um dann einen Boxring zu betreten und andere Menschen k. o. zu schlagen. Auch wenn ich größten Respekt vor den sportlichen Leistungen der Akteure hatte und habe, fragte ich mich dennoch, wozu dies alles dienen sollte und ob das Boxen im wahrsten Sinne des Wortes ein „sportlicher" Wettkampf sei. Und vor allem fragte ich mich, ob das Boxen ein Sport *für mich* sei. Seit dem Zwischenfall auf dem Spielplatz hatte ich mich keinen ernsthaften körperlichen Auseinandersetzungen mehr gegenübergesehen – irgendwie schien mir das Kämpfen mit den Fäusten an Attraktivität zu verlieren.

Das körperliche Training, welches das Boxen erforderte, der Aufbau von Muskulatur und die Anforderungen im aeroben Bereich gefielen mir aber sehr und machten mir zunehmend mehr Spaß. So trainierte ich nach meinem Ausstieg aus dem Boxverein weiterhin mit meinen Hanteln und baute kontinuierlich Muskeln auf.

Die Jahre vergingen und ich machte gute muskuläre Fortschritte. Mittlerweile trainierte ich täglich an den Hanteln, anfangs in der elterlichen Wohnung, etwas später in einem Fitnessstudio. Ich machte eine handwerkliche Lehre und arbeitete nach bestandener Prüfung weiter in meinem Ausbildungsbetrieb. Da ich nicht viele andere Hobbys hatte, blieb genügend Zeit für das Studio und für mein Training an den Gewichten.

Dem Inhaber meines Fitness-Studios, der selbst Wettkampfbodybuilder und Kampfrichter war, blieb meine körperliche Entwicklung nicht verborgen. Er motivierte mich, das Training weiter zu forcieren, um an einer Bodybuilding-Meisterschaft teilzunehmen. Jeden Tag nach der Arbeit stemmte ich Gewichte, Übungseinheit um Übungseinheit, immer mit dem neuen Ziel vor Augen, meinen Körper bühnenreif zu bekommen.

In meinem Urlaub und am Wochenende trainierte ich teilweise sogar zweimal am Tag. Wie bei allen meinen sportlichen Aktivitäten kniete ich mich auch hier richtig hinein, ging immer an meine Leistungsgrenze und an besonders guten Tagen sogar darüber hinaus. Meine Ernährung bestand zum größten Teil aus tierischem Eiweiß, vorzugsweise aus weißem Fleisch und jeder Menge Quark. So machten es die meisten Kraftsportler zu dieser Zeit – Fleisch galt als Energiequelle und Eiweißlieferant erster Güte. Von den Lebensmittelskandalen der Fleischindustrie war zu dieser Zeit noch nichts zu hören, geschweige denn von vegetarischer oder gar veganer Ernährung. Obst und Gemüse standen folglich ziemlich weit unten auf meinem Ernährungsplan. Ich mochte das „Grünzeug" auch nicht wirklich gern. Es war, wenn überhaupt, nur eine nette farbige Dekoration.

Meine Fortschritte beim Muskelaufbau waren gut bis sehr gut, aber ich wollte wie alle natürlich mehr Muskelmasse. Wahre Muskelberge sollten es sein …

Die „alten Hasen" im Studio erklärten mir, dass es ohne Anabolika schwer werden würde, meine Muskeln weiter aufzubauen. Wesentlich effektiver sei es, wenn ich doch auf die verbotenen Präparate aus dem Chemiebaukasten setzen würde. Wie ich ja mit meinen eigenen Augen sehen konnte, funktionierte es bei den anderen Athleten in meinem Studio auch. Arme, Beine, Rücken und Brustkorb wurden bei diesen Sportlern, die auf mich unglaublich vital und leistungsfähig wirkten, immer gewaltiger. Und so dachte ich, das sei auch der richtige Weg für mich. Dass ich diese Athleten nackt unter der Dusche gesehen hatte und sie übersät waren mit dicken roten Pickeln, verdrängte ich einfach. Auch die Horrorgeschichten über Blut im Urin, erhöhtes Herzinfarktrisiko und dergleichen konnte ich erfolgreich ausblenden. Ohne weitere

Informationen einzuholen (das Internet war ja Ende der 1980er, Anfang der 1990er Jahre noch nicht erfunden), machte ich meine erste 8-wöchige Tablettenkur. Ganz wohl war mir bei diesem illegalen Medikamentenmissbrauch nicht, denn ich mochte diesen Sport ja gerade wegen der vermeintlich „gesunden und ausgewogenen" Lebensweise. Wie passte der illegale Konsum verschreibungspflichtiger Medikamente zu diesem Ideal? Insgesamt machte ich drei Tablettenkuren in dieser Zeit. Im Nachhinein muss ich ehrlich sagen, mein zaghafter und instinktiv sehr vorsichtiger Umgang mit Anabolika hatte keinerlei positive Ergebnisse gebracht. Ich hatte weder eine erhoffte Wirkung verspürt noch irgendwelche unliebsamen Nebenwirkungen.

Als ich vor Kurzem in einem Fachbuch mehrere Artikel über billige Imitationen der teuren Anabolikapräparate las, entdeckte ich den Grund für diese absolute Wirkungslosigkeit. In einem der Artikel fand ich meine aus sowjetischer Produktion stammenden Tabletten wieder. Sie waren völlig unwirksame Kopien, die den „echten" Mitteln bis auf wenige Merkmale täuschend ähnelten. Ich hatte einfach Geld zum Fenster hinausgeworfen, worüber ich im Nachhinein froh bin.

Mir wurde beim Lesen der Artikel bewusst, dass ich auch ohne dieses vermeintliche Doping Dritter des Schwarzwald Cups, Berliner Meister und 5. der Deutschen Meisterschaft in einem Jahr geworden war. Auch wenn die Tabletten völlig wirkungslos waren – mein Training war es nicht! Denn bereits damals hatte ich diesen unglaublichen Willen und absolvierte außerordentlich intensive Trainingseinheiten. Während sich andere in meinem Alter auf Partys und in Discos vergnügten, ging ich ins Studio und arbeitete zielorientiert an meinem Muskelaufbau.

BODYBUILDING – NUR SHOW ODER ECHTER SPORT?

Über Bodybuilding gibt es viele Meinungen: Für die einen ist es Hochleistungssport, für die anderen ein peinliches Zurschaustellen übertrainierter Körper. Für manche sind die muskelbepackten Sportler Idole, auf andere wirken sie eher grotesk. Wie so vieles im Leben ist auch Bodybuilding offenbar Geschmackssache. Sicherlich kann man über so gut wie jede Sportart kontrovers diskutieren – vielleicht sogar über Golf …

Für mich ist Bodybuilding eine natürliche Möglichkeit, um den menschlichen Körper muskulöser und somit widerstands- und leistungsfähiger zu machen. Allerdings nur, wenn das Training ohne Anabolika stattfindet. Wenn diese Substanzen ins Spiel kommen, sucht man Natürlichkeit vergeblich.

Gerade für Menschen mit Rücken- und Gewichtsproblemen ist Bodybuilding, gepaart mit einem regelmäßigen Herz-Kreislauf-Training wie Laufen, Gehen, Radfahren oder Schwimmen, eine wunderbare Möglichkeit, gesund und vital zu bleiben oder wieder zu werden. Bodybuilding bedeutet für mich, dass ich der Architekt meines eigenen Körpers bin. Dass ich den eigenen Körper gestalte, mich selbst fordere und die eigene Leistung anhand der Entwicklung der Muskeln ablesen kann. Auch die „Nebeneffekte“ eines ganzheitlichen Trainings sind nicht zu verachten: Man fühlt sich wohler, schläft besser, die Leistungsfähigkeit nimmt zu, die Muskeln schützen Gelenke und Organe, das Selbstbewusstsein steigt.

Und wer einen natürlichen, chemiefreien und muskulösen Körper hat, kann ihn durchaus auch präsentieren. Warum nicht? Auch ich habe schon auf Messebühnen gestanden und dem Publikum zu einer schönen Musik mit einer einstudierten Choreografie gezeigt, was alles möglich ist, wenn man dem eigenen Willen folgt und sich nicht hängen lässt.

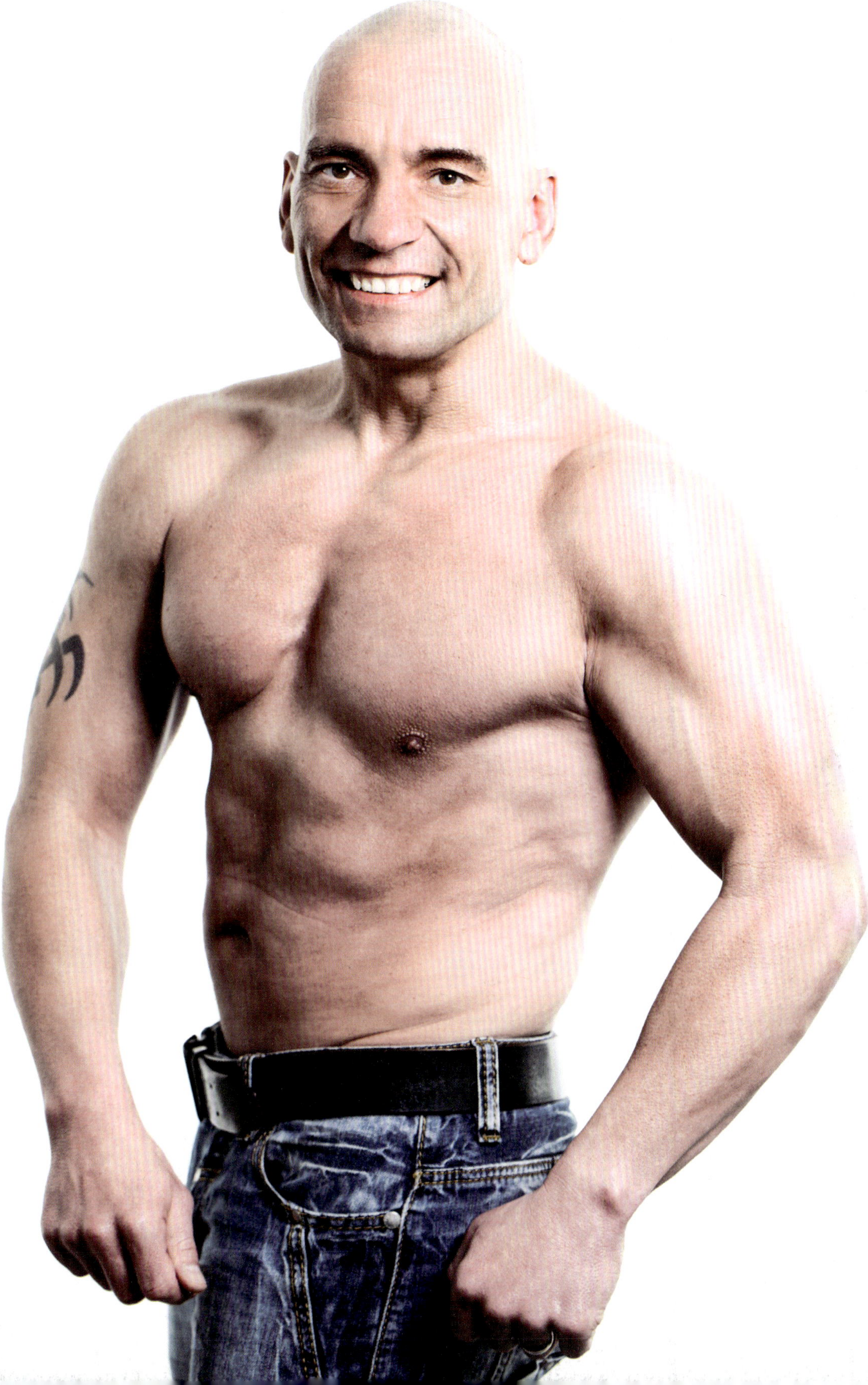

DEUTSCHE BODYBUILDING-MEISTERSCHAFTEN 1990

Durch meinen Sieg bei der Berliner Meisterschaft im Bodybuilding hatte ich mich für die Deutschen Meisterschaften in Frankfurt qualifiziert und konnte mich nun mit den besten Bodybuildern Deutschlands messen.

Nach der harten Diätphase für die Berliner Meisterschaften, in der es Wochen vor dem Wettkampf darum geht, das erforderliche Wettkampfgewicht zu erreichen und die Muskulatur möglichst trocken und definiert* aussehen zu lassen, musste ich diese Form für die bevorstehenden Deutschen Meisterschaften halten. Ich ernährte mich weitestgehend zucker- und

* „Trocken und definiert" meint in diesem Zusammenhang, dass der Wasser- und Fetthaushalt des Körpers so weit reduziert wird, dass die einzelnen Muskelstränge sich deutlich unter der Haut abzeichnen. Das Ideal ist das Erreichen der größtmöglichen Muskelmagermasse. Verfügt der Körper über viel Flüssigkeit, lagert sich diese im Gewebe ein, umlagert den Muskel und lässt ihn optisch nicht mehr so stark hervortreten.

salzarm und nahm als Getränk nur Wasser zu mir. Fett mied ich wie der Teufel das Weihwasser. Um meinen Kohlehydrat- und Eiweißbedarf decken zu können, aß ich neben Nudeln, Haferflocken und Reisgerichten viel weißes Fleisch. Niemand wäre damals auf die Idee gekommen, dass es möglich ist, den Eiweißbedarf allein mit pflanzlicher Kost zu decken. Über den ethischen Aspekt meiner Ernährung machte ich mir keine Gedanken. Gesund und leistungssteigernd war meine Ernährung ja, davon war ich bis dato felsenfest überzeugt. Und weil ich mich so ernährte, wie es damals in der Bodybuilding-Szene allgemein üblich war, fühlte ich mich auf der sicheren Seite.

Wenige Tage vor Wettkampfbeginn reduzierte ich meine Ernährung auf ein Minimum. Es gab nur grammweise trockenes Müsli, das ich noch nicht einmal mit Wasser runterspülen durfte. Wasser war, wenn überhaupt, nur schluckweise erlaubt. Ich musste ja möglichst trocken werden.

Während dieser Vorbereitungsphase, aber auch schon im Training zuvor kamen mir erste Zweifel, ob ich wirklich so leben wollte. Das harte Training machte mir nichts aus – im Gegenteil! Aber dieses Malträtieren meines Körpers, indem ich ihn mangelhaft ernährte, um vor ein paar Kampfrichtern Eindruck zu schinden, kam mir doch schon ein bisschen seltsam vor.

Auf dem Weg nach Frankfurt in die Jahrhunderthalle kontrollierte mein Betreuer auf einem Rastplatz meine Muskelqualität. Ich ließ vor ihm meine Hosen herunter und spannte meine Oberschenkel an, die er dann genau unter die Lupe nahm. Mit einem gewissen Abstand betrachtet, eine recht sonderbare Situation.

Im Hotel angekommen, trafen wir uns mit den anderen Athleten aus Berlin, die es kaum erwarten konnten, ihre Körper auf der Bühne zu präsentieren. Die meisten von ihnen waren mir bekannt und hatten teilweise 20 Kilo mehr Masse am Körper als ich. Sie starteten zum Glück jedoch auch in anderen Gewichtsklassen. Am Tag des Wettkampfes gab es keine Nahrung, nicht einmal Wasser oder trockenes Müsli, an das ich mich schon so gewöhnt hatte. Selbst duschen war nicht erlaubt, da ich mir meine dicke Schicht Bräunungscreme, die ich am Abend zuvor sorgsam aufgetragen hatte, nicht wieder abwaschen wollte. So blieb mir nur das Zähneputzen. Ich widerstand der Versuchung, das Zahnputzwasser einfach herunterzuschlucken, um meinen heftigen Durst wenigstens ein wenig zu lindern.

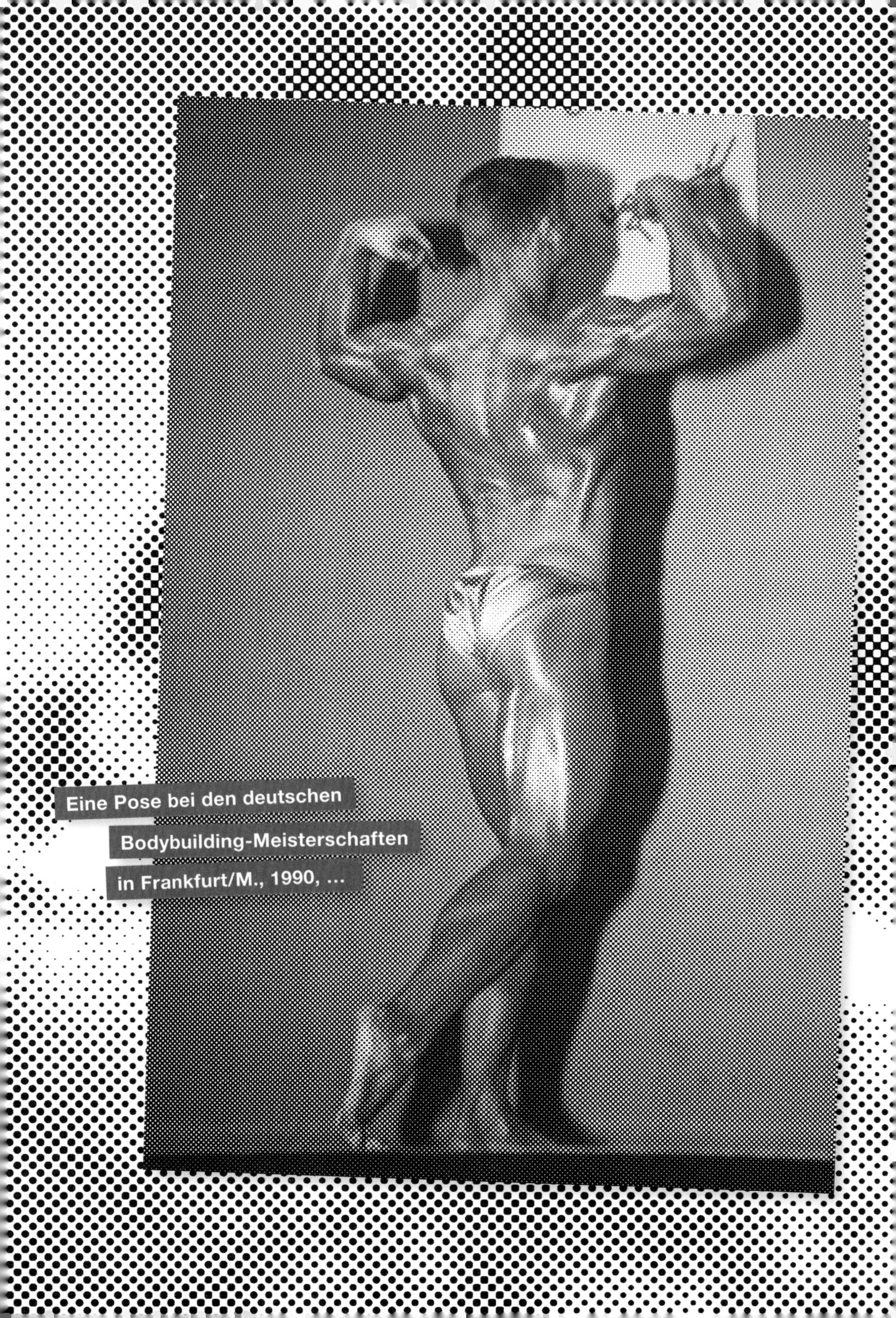

Eine Pose bei den deutschen
Bodybuilding-Meisterschaften
in Frankfurt/M., 1990, …

In der Wettkampfhalle wurden zuerst die Startnummern vergeben und das Gewicht aufgeschrieben. Hunderte von Athletinnen und Athleten waren versammelt und arbeiteten mit den Betreuern an ihrer Präsentation. Da die Teilnehmer schon seit Tagen keine richtige Nahrung und keine Flüssigkeit mehr zu sich genommen hatten, bestand eine hohe Gefahr, einen Krampf zu bekommen, da die Muskulatur total unterversorgt war. Um dem vorzubeugen, nahm ich ein hochkonzentriertes Magnesiumpulver zu mir. Natürlich ohne Wasser!

Dann war es so weit. Ich stellte mich mit den etwa zwanzig Konkurrenten auf die Bühne. Durch das grelle Scheinwerferlicht war von den Zuschauern nicht viel zu sehen, was mir half, mein Lampenfieber im Zaum zu halten. Die erforderlichen Pflichtposen verliefen fehlerfrei. Auch die einstudierte Posingkür, die jeder Teilnehmer einzeln nach einer Musik seiner Wahl vorführte, gelang mir tadellos, und ich hatte ein gutes Gefühl, dass es geklappt hatte, dass ich mich für die nächste Runde qualifiziert hatte.

Jetzt hieß es warten und hoffen, dass es für das Finale mit den sechs besten Athleten gereicht hatte. Ich rechnete mir schon sehr gute Chancen aus. Meine Stärke waren meine riesigen Waden und meine sehr gute Muskeldefinition. Durch meine Waden wirkten meine Oberschenkel etwas „dürr", was sicherlich Abzüge in der Symmetriewertung gab, aber es müsste dennoch fürs Finale gereicht haben.

Da ich noch einige Stunden Zeit hatte bis zur Auswertung, entspannte ich mich auf einer Rasenfläche vor der Halle und wartete. Dann endlich die frohe Botschaft: Ich war im Finale! Jetzt war alles möglich. Mein Betreuer und ich waren der Meinung, dass ich mindestens unter die ersten drei Teilnehmer kommen müsste.

Als dann am Abend das Finale begann, wusste ich, dass ich noch einmal alles geben musste. „Nachgeschminkt" und von etlichen Aufwärmübungen prall aufgepumpt, betrat ich die Bühne. Die Stimmung bei den Zuschauern war prächtig, lautes Johlen und Klatschen bei jeder Pose. Hin und wieder hörte man Zwischenrufe von Betreuern oder Frauen. Auch meine damalige Freundin konnte ich hören und das gab mir die Kraft, wirklich alles aus mir herausrauszuholen. Am Ende fand noch ein Vergleichsposing zwischen uns sechs Athleten statt. Der Saal kochte. Jetzt konnten wir eine Minute lang frei wählbare Posen präsentieren und ich würde hoffentlich noch mal gut punkten.

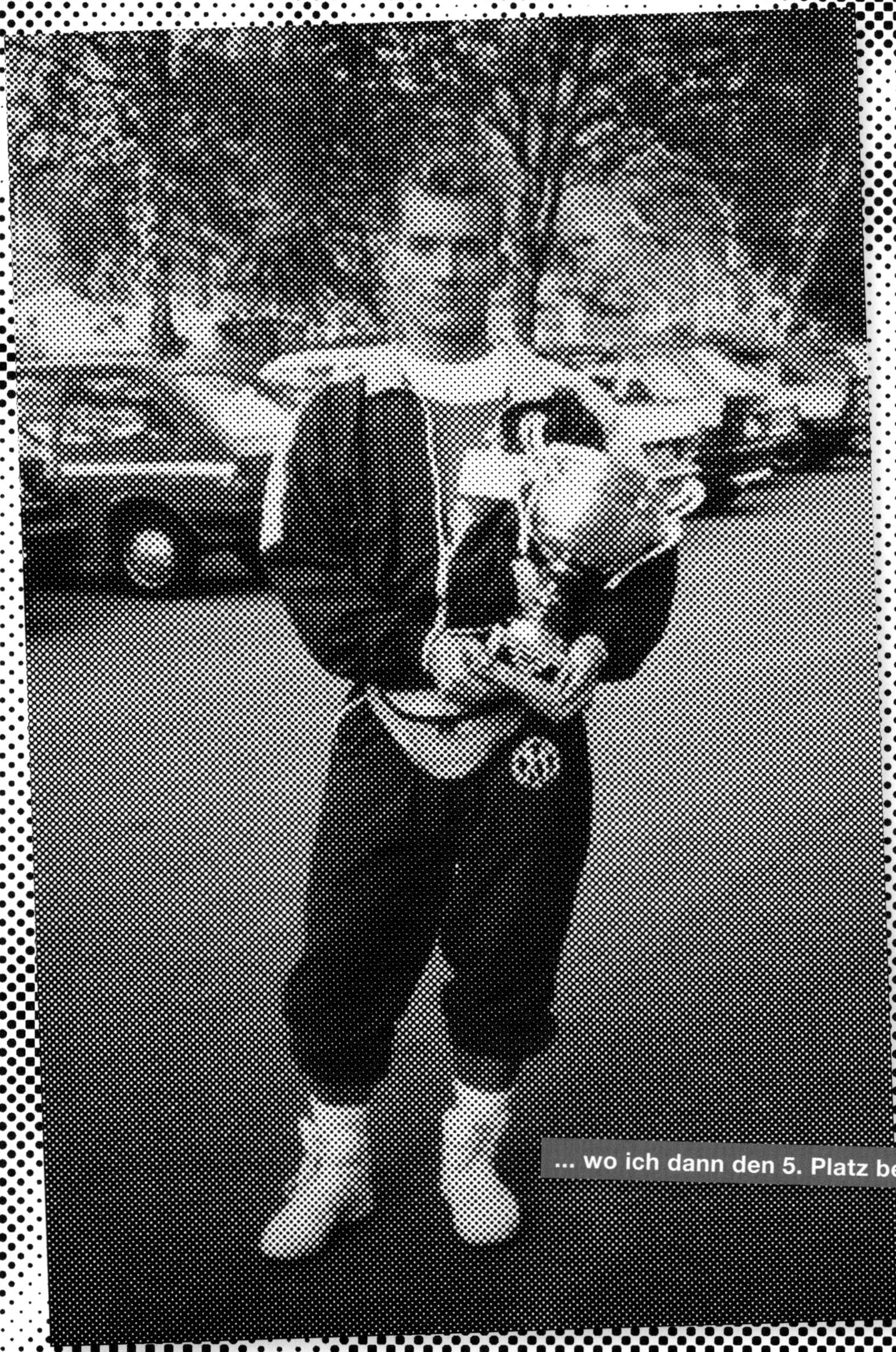

... wo ich dann den 5. Platz belegte

Geschafft! Jetzt lag es nicht mehr in meiner Hand. Ich war angewiesen auf das Urteil der Punktrichter.

Die Plätze wurden aufgerufen mit der dazugehörigen Startnummer. „6. Platz Startnummer so und so …" Puh, ich war schon mal nicht Letzter. „Den 5. Platz belegt die Startnummer 11 …" Mist, das war meine! „… Michael Griesmeier aus Berlin." Ich ging auf die Bühne, schüttelte Hände, nahm den Pokal in Empfang und stellte mich brav neben das Siegerpodest.

Ich war nicht wirklich enttäuscht, wusste ich doch, dass ich eigentlich nicht in diese Szene gehörte. Mir war klar, dass Wettkampfbodybuilding auf die Dauer nicht wirklich gesund war. Ich denke, jeder, ob Kenner der Szene oder nicht, weiß das oder kann es sich zumindest vorstellen. In den zwei Jahren der Wettkampfvorbereitung wurde mir diese Tatsache mehr und mehr bewusst.

Wieder zu Hause angekommen, trainierte ich weiterhin ganz normal ohne Druck und lebte mein Leben wie gewohnt. Ich fühlte aber, dass etwas Neues in meinem Leben an die Tür klopfte.

MEINE ZEIT ALS SOLDAT

Bei der Arbeit hörte ich, dass der Irak Kuwait besetzt hatte. Der Erste Golfkrieg hatte begonnen. Wenig später ging es auch auf dem Balkan los und allmählich wirkte sich das auch negativ auf die Bilanzen meines damaligen Arbeitgebers aus. Das Ergebnis war Kurzarbeit. In dieser Phase reifte in mir der Gedanke, meinen lang gehegten Traum vom Soldatenleben endlich in die Tat umzusetzen. Was hatte ich zu verlieren?! In meiner Firma herrschte Kurzarbeit, die Beziehung zu meiner damaligen Freundin war beendet und in der Welt brannte es ...

Versuch es, dachte ich mir.

So bewarb ich mich im Alter von 24 Jahren bei der Bundeswehr. Im Gegensatz zu den jungen Männern aus dem Bundesgebiet unterlagen wir als Westberliner nicht der Wehrpflicht. Obwohl ich schon häufig davon geträumt hatte, zum Militär zu gehen, hatte ich keinen Grundwehrdienst geleistet, und dies hier war mein erster Kontakt mit der Armee und dem Leben als Soldat.

Ich durchlief einen dreitägigen Bewerbungsmarathon, kündigte meinen gut bezahlten Job bei Siemens und wurde Soldat. Schon kurze Zeit später ging es in die Welt hinaus. Es war eine harte, lehrreiche und zugleich schöne Zeit. Ich konnte in diesen acht Jahren jede Menge für mein weiteres Leben lernen. Den Zusammenhalt unter den Kameraden, wenn man gemeinsam im

Dreck lag, habe ich so nie wieder erfahren. Zudem wurde mir beim Einsatz in anderen Ländern schnell klar, wie gut es uns vergleichsweise hier in Deutschland geht und wie wohlbehütet die meisten von uns hier leben können. Ich habe an anderen Orten Kinder gesehen, die auf einer stinkenden Müllkippe wohnten und ihr Essen auch dort zusammensuchten. Ich sah in die Gesichter von Menschen, die nicht mehr als das, was sie am Leib hatten, ihr Eigen nennen konnten. Sie hatten alles verloren, nur ihr Lächeln war ihnen geblieben. Und sie lächelten aus einem einfachen Grund: weil sie lebten! Wenn man dort zu Hause ist, wo schon der Schulweg den Tod bedeuten kann, dann ist man für jeden Tag ohne Trauer und Leid sehr dankbar! Ich sah Massengräber, Grausamkeit und Tod. Wir begleiteten Konvois, bewachten Lager, patrouillierten in Gegenden, wo die Feindseligkeit der gegnerischen Parteien unentwegt deutlich spürbar war. In einem Minengebiet in den Bergen suchten wir nach einem verschollenen Flugzeug der UN, ohne jede Hoffnung, Überlebende zu finden. Wir begaben uns so häufig in Lebensgefahr, dass es zu einem Teil unseres Alltags wurde. Eines Abends fuhren mein Kamerad und ich, uniformiert und bewaffnet, in einem zivilen ungepanzerten Geländewagen eine dunkle, verwüstete Einkaufsstraße entlang. Wir sahen, dass eine größere Menge Einheimische im Begriff war, einen jungen Mann zu lynchen. Mein Kamerad und ich handelten in Sekundenschnelle: Wir liefen in die Menge hinein, schnappten uns den jungen Mann und retteten ihn vor der wild gewordenen Meute.

In solchen Situationen schien es mir immer, als funktionierte ich nur noch. Ich spulte das Erlernte ab und folgte meinen Instinkten. Natürlich wollte ich selbst überleben, aber ich hatte eine Aufgabe, die mir größer erschien als ich selbst.

Ich wollte Leben retten und stellte mein eigenes Leben in diesen Dienst. Sich für einen anderen, für eine wunderbare Sache hinzugeben und zu opfern war meiner Meinung nach das Sinn- und Ehrenvollste im Leben. Problematisch wird es nur, wenn Regierungen und ihre Vertreter diese Hingabe für ihre eigenen Zwecke ausnutzen. Die Einsätze, bei denen ich selbst dabei war, sind für mich im Rückblick noch immer sinnvoll.

Für mich waren die Erfahrungen in meiner Schulzeit prägend, sie bestimmten meine grundsätzliche Einstellung, denn es gab immer Menschen, die wie ich selbst damals zu schwach waren, um sich selbst helfen zu können, denen einfach die Mittel fehlten, um sich erfolgreich gegen rücksichtslose Ignoranz oder Habgier zur Wehr setzen zu können. Würde ich mir nicht selbst Hilfe in einer solchen Notlage wünschen? Und wenn ich helfen konnte, musste ich da nicht auch diese Hilfe anbieten?

Mein Risiko erschien mir kalkulierbar und somit hielt sich auch meine Angst in Grenzen. Ich denke, wenn man etwas mit tiefster Überzeugung und Hingabe tut, hält sich die Angst in Grenzen. Man wird ja schließlich zu einem Werkzeug, das Leid mindern und die Zukunft verändern kann.

Als ich wieder in Deutschland war, wurde ich für die eben geschilderte Rettungsaktion mit dem Ehrenkreuz der Bundeswehr bedacht und von General a. D. Dr. Klaus Reinhardt persönlich geehrt. Warum ehrte man mich für etwas, was mir selbstverständlich erschien? Diese Frage stellte sich mir immer wieder – und ich weiß bis heute keine Antwort darauf. Sollte man als Mensch nicht immer für das Leben anderer, für das Wohl aller einstehen? Ob Schwarz oder Weiß, ob Arm oder Reich, ob Mensch oder Tier – alle Wesen möchten in Frieden leben, ihre Kinder aufziehen, glücklich sein und nicht leiden.

Auch wenn meine innere Einstellung die gleiche geblieben war, so kehrte ich doch verändert aus meinen Einsätzen zurück. Wenn man Leid, Tod und Verzweiflung miterlebt hat, ist man ein anderer Mensch … ich war nun ein zutiefst dankbarer Mensch. Das große Auto, das dicke Bankkonto, das Streben nach Konsum – all das war nicht mehr wichtig. Ich sah die Dinge in einem größeren Zusammenhang, verlor aber vielleicht ein bisschen den Bezug zum Alltag und reagierte mitunter sehr gereizt auf kleinere Konflikte und „Problemchen" innerhalb meiner eigenen Familie.

DIE TRENNUNG VON FRAU UND KINDERN

Noch während meiner Bundeswehrzeit hatte ich geheiratet und war stolzer Vater von zwei wunderbaren Kindern geworden. Ich hatte das große Glück, bei beiden Geburten dabei gewesen zu sein und gesehen zu haben, wie neues Leben das Licht dieser Welt erblickte. Meine beiden Kinder waren mein Antrieb – meine Lebensmotivation. Ich wickelte sie und gab ihnen die Flasche, sooft ich konnte. Ich genoss die Zeit, für die kleinen Würmchen da zu sein. Zu sehen, wie sie allmählich größer wurden und anfingen die Welt zu entdecken, erfüllte mich mit einem tiefen Glück, das ganz anders war als alles, was ich davor gekannt hatte. Mein Leben hatte sich grundlegend verändert und ich liebte es so, wie es war.

Durch die Erlebnisse während meiner Auslandseinsätze, die mich nach und nach prägten, wurde es immer schwieriger, mit meiner Frau ein wirklich gutes Team zu bilden. Als „Soldatenfrau" war sie es gewohnt, allein die Verantwortung zu übernehmen, wenn ich wieder irgendwo weit entfernt unterwegs war. War ich dann nach Hause zurückgekehrt, versuchte ich mehr oder weniger verzweifelt, wieder in meine Rolle zurückzufinden. Nach meinem Abschied von der Bundeswehr im Jahre 2001 war das besonders schwer für mich. Ich versuchte, wieder im Alltagsleben Fuß zu fassen, machte eine Personenschutzausbildung und entwickelte ein Selbstverteidigungssystem, das ich in Berlin in meiner Freizeit zum Beispiel für Taxifahrer kostenlos unterrichtete. Danach ging ich zur Berliner Polizei.

So vergingen einige Jahre, bis im Jahre 2006 der schmerzlichste und grundlegendste Einschnitt in meinem bis dahin so sicher geglaubten Familienleben stattfand – die Scheidung und die damit verbundene räumliche Trennung von meinen Kindern. Da saß ich nun: Allein … verlassen und meiner Rolle als Vater im Alltag beraubt. Es war nicht über Nacht passiert – sondern eher ein schleichender Prozess gewesen, der wie ein Krebsgeschwür unaufhaltsam gewachsen war. Die Trennung selbst war also nicht wirklich unerwartet, dennoch war sie unendlich schmerzvoll und existenziell.

Was nun? Wie sollte ich weitermachen? Was war mir noch geblieben? Gab es noch etwas anderes als Familie, Papa und Ehemann sein?

So viele Fragen, die ich mir nächtelang, wochenlang stellte. In dieser Zeit funktionierte ich einfach nur noch – hatte kein Ziel mehr. Ich ging meinem Dienst nach, trainierte und lebte mit dem tiefen seelischen Schmerz, der immer dann am schlimmsten war, wenn ich, nachdem ich meine Kinder besucht hatte, wieder fahren musste. Sie wohnten nun nicht mehr in Berlin, sondern einige Hundert Kilometer entfernt. Es war nichts Halbes und nichts Ganzes. Ich wusste, dass ich meinen Kindern die Chance geben musste, ihr eigenes Leben zu leben, ohne den ständigen Schmerz auf Raten. Ich musste meine Sehnsucht unter Kontrolle halten, und so kam es, dass ich in Absprache mit meinen Kindern meine Besuche einstellte und wir uns auf regelmäßiges Telefonieren konzentrierten. Doch sie wussten und wissen bis heute, dass ich Tag und Nacht für sie da war und weiterhin bin.

Es war eine schwere Entscheidung, die aber sowohl für ihre kleinen Kinderseelen als auch für mich die richtige war. Mittlerweile haben wir einen wunderbaren und sehr offenen Kontakt. Und die beiden entwickeln sich prächtig. Ich bin sehr froh und glücklich darüber.

DER BEGINN DES LAUFTRAININGS

Wieder half mir der Sport, mein Leben zu ändern. 2008 begann ich mit dem Laufsport, indem ich regelmäßig nach dem Krafttraining Laufbandeinheiten absolvierte. Ich merkte, dass ich diese uns Menschen ureigene Art der Bewegung mochte und mich unvergleichlich gut dabei fühlte. So beschloss ich, mit dem Krafttraining, das ich seit meinem 14. Lebensjahr ausgeübt hatte, aufzuhören, um mich ausschließlich auf das Laufen zu konzentrieren.

Ich merkte sehr schnell, dass mir das Laufen lag und ich meine Laufeinheiten schneller als üblich steigern konnte. Ich begann jeden Tag dreißig Minuten zu laufen und konnte das schon in der dritten Woche auf jeweils eine Stunde pro Tag steigern. Als dann irgendwann die ersten Gelenk-, Sehnen- und Bänderprobleme auftraten, machte ich zwischen zwei Laufeinheiten einfach etwas anderes Sportliches: Ich fuhr Rad, ging schwimmen oder spielte Badminton.

Während dieser Zeit war immer öfter in den Medien vom Klimawandel und den schmelzenden Polkappen die Rede. Ich hatte mich zuvor noch nie mit dieser Problematik auseinandergesetzt, doch jetzt gab es plötzlich so viele Informationen, die mir zu denken gaben. – Was machten wir Menschen nur mit unserem Blauen Planeten? Scheinbar zerstörten wir langfristig unsere Heimat und erkannten dabei offensichtlich nicht, dass sie unser einziges Zuhause ist! Wir waren technisch unglaublich weit fortgeschritten, begriffen aber den einfachsten grundlegenden Zusammenhang nicht: Ohne unseren Planeten, ohne unsere Umwelt können wir nicht überleben. Wir hatten

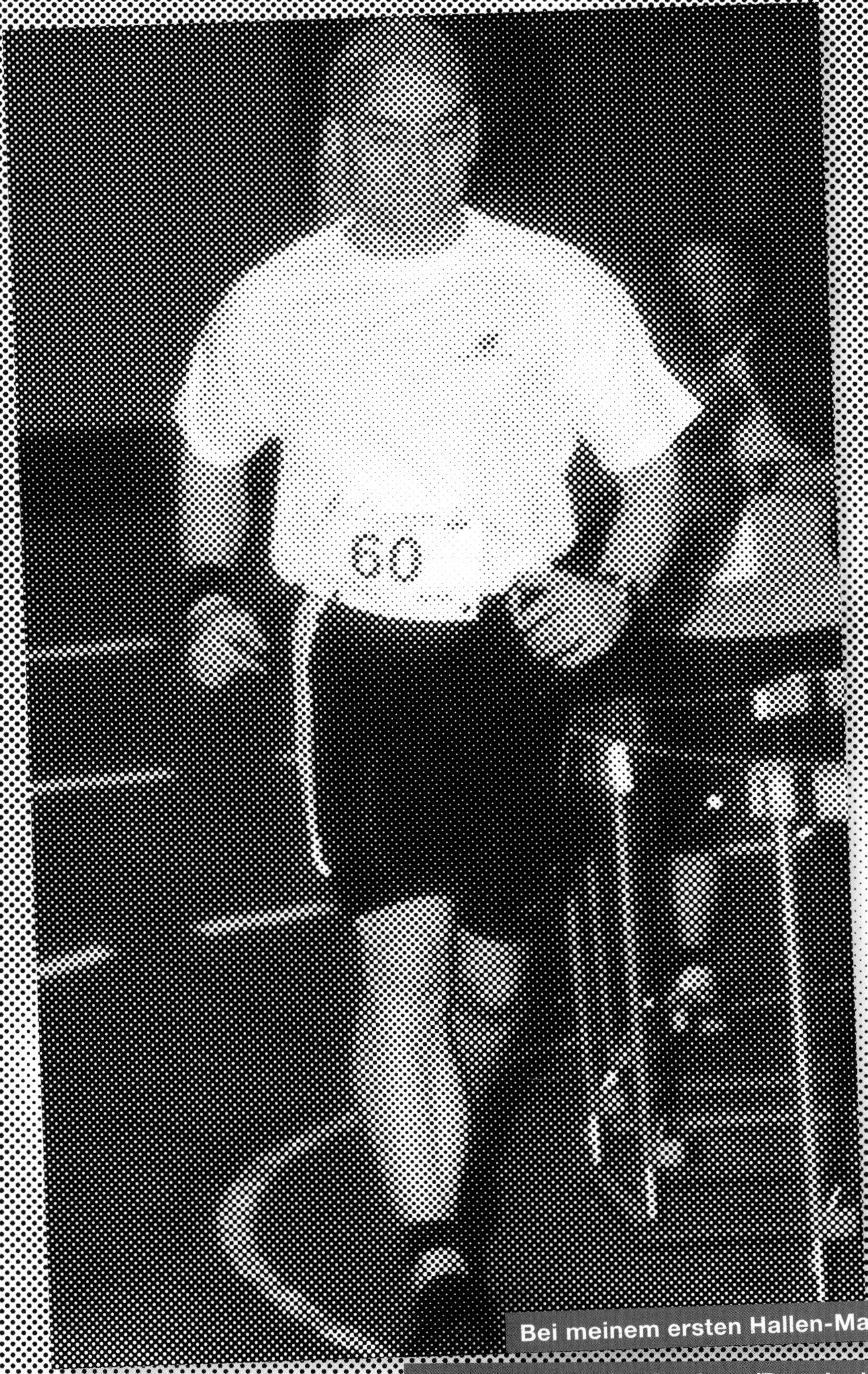

Bei meinem ersten Hallen-Marathon
im Jahr 2008 in Senftenberg/Brandenburg

offenbar vergessen, dass alles auf der Erde miteinander verbunden und voneinander abhängig ist.

Ich fragte mich, ob ich selbst etwas tun könnte: Konnte ich helfen, die Menschen wachzurütteln? Konnte ich mein sportliches Talent nutzen, um Aufmerksamkeit auf bestimmte Themen zu lenken? Mit Sport gegen das Vergessen arbeiten?

Ich wollte auf den vom Menschen verursachten Klimawandel hinweisen, und das mithilfe meiner sportlichen Leistung.

Ich sprach darüber mit meinem Bruder Carsten Heeder, der Diplom-Wirtschaftsinformatiker ist. Auf sein Anraten hin trat ich verstärkt in die Öffentlichkeit, stellte eine Webseite online und trat Facebook bei, um direkt mit Menschen in Kontakt zu kommen. Mein Freund Mirko Baschetti, ehemaliger Fußballprofi von *Hannover 96* und Inhaber einer Firma für Webdesign, überarbeitete meine Seite dann später.

Um wirklich Aufmerksamkeit zu erzeugen, mussten meine Leistungen aber außergewöhnlich sein, sodass ich mich also zuerst einmal auf das Training konzentrierte und meinen Laufstil kontinuierlich verbesserte. Hierbei interessierte mich vor allem das natürliche Laufen, der sogenannte Vorfußlauf, in den man automatisch verfällt, wenn man barfuß läuft, und den man auch bei Naturvölkern beobachten kann, die auf diese Weise große Strecken in erstaunlichen Zeiten zurücklegen.

Ende 2008 bewältigte ich meinen ersten 10-Kilometer-Lauf und meinen ersten Marathon in einer Halle in Senftenberg/Brandenburg. Letzterer bestand aus 175 Runden auf einer Tartanbahn. Ausgestattet mit Stirntuch und Fivefingers-Zehenschuhen, unerfahren und auf dem Vorfuß laufend, was in der Marathonszene sehr unüblich ist, startete ich. Nicht ahnend, was auf mich zukommt, aber sehr motiviert. Nach etwa 30 Kilometern brannten mir die Fußsohlen durch die permanente Reibung der Zehenschuhe so unangenehm, dass ich es vorzog, mir wieder meine gepolsterten Laufschuhe anzuziehen.

Glücklich und total erschöpft lief ich ins Ziel ein. Es war geschafft, ich hatte nach neun Monaten Lauftraining die erste Hürde genommen und meinen Körper die 42,2 Kilometer Laufen abspeichern lassen.

Danach plante ich mein erstes Laufjahr 2009.

LAUFEN BEDEUTET LEBEN

Laufen ist die Ur-Form der körperlichen Bewegung und so alt wie die Menschheit. Sobald wir aufrecht gehen konnten, sind wir auch gerannt. Wir liefen, wenn wir jagten, und wir liefen, wenn wir gejagt wurden. Später liefen wir von einem Dorf zum anderen, um Botschaften zu überbringen – und wir legten weite Strecken zurück, um Lebensmittel zu sammeln. Unser Körper ist für diese Form der Bewegung wie geschaffen!

Doch heute sitzen wir die meiste Zeit: Wir sitzen am Frühstückstisch, setzen uns dann in unser Auto, um ins Büro zu fahren, wo wir weitere acht Stunden sitzend verbringen. Dann fahren wir zurück nach Hause und setzen uns vor den Fernseher, um danach ins Bett zu gehen. Kein Wunder, dass wir so viele gesundheitliche Probleme haben. Wir leben einfach nicht unserer Natur entsprechend!

Ein regelmäßiges Lauftraining ist das Beste, was wir unserem Körper gönnen können: Es verbessert die Sauerstoffaufnahme, senkt den Blutdruck, die Cholesterinwerte und den Ruhepuls, stärkt die Muskulatur, verbessert die allgemeine Durchblutung aller Organe, schützt vor Rückenschmerzen, hebt das Selbstwertgefühl, hilft bei der Stressbewältigung und bei der Gewichtskontrolle, verbrennt überflüssiges Körperfett, verbessert die Schlafqualität, kräftigt das Immunsystem und lässt die Glückshormone tanzen!

Unser Körper reagiert unglaublich positiv auf diese Art des Sports. Laufen ist die einfachste Art, den Körper „in Schwung" zu bringen. Laufen in Kombination mit Bodybuilding bzw. Krafttraining vereint Kraft und Ausdauer – etwas Besseres können wir nicht tun, um unserem bequemen, ungesunden und im Grunde nicht artgerechten Lebensstil entgegenzuwirken.

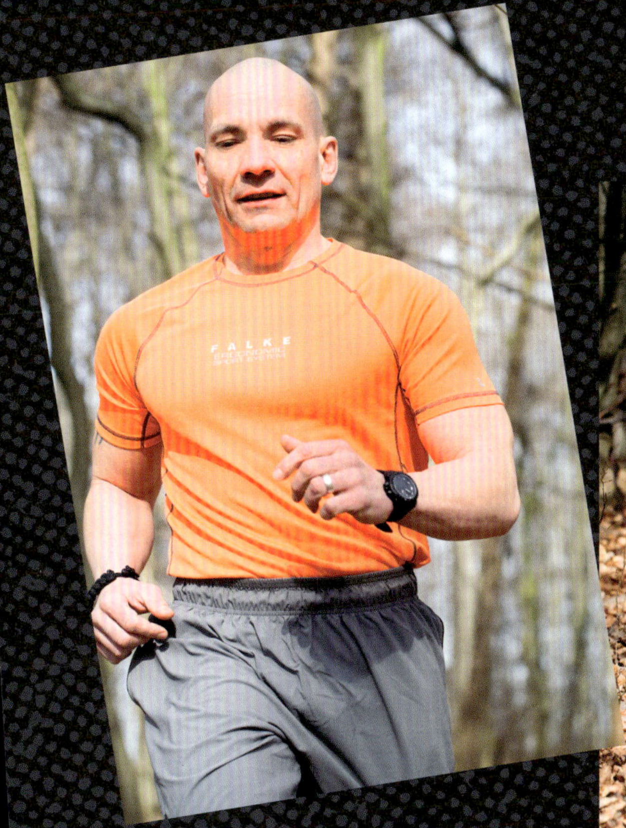
FALKE

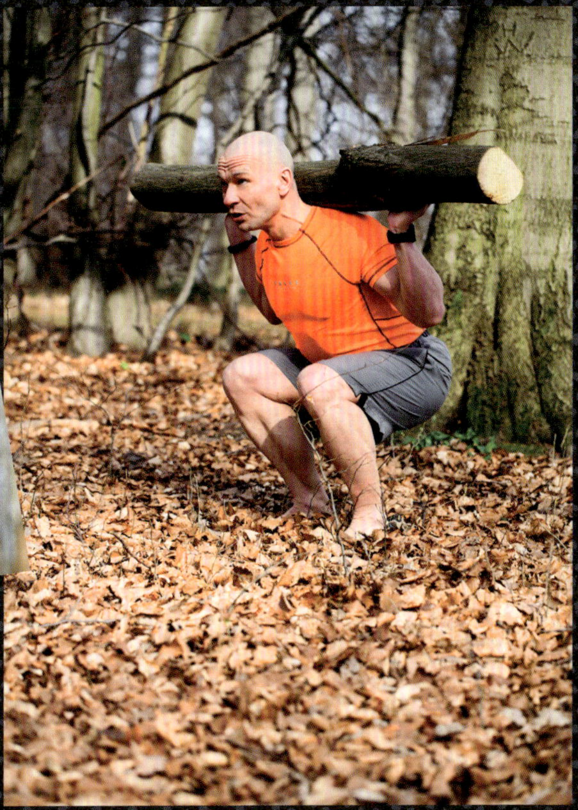

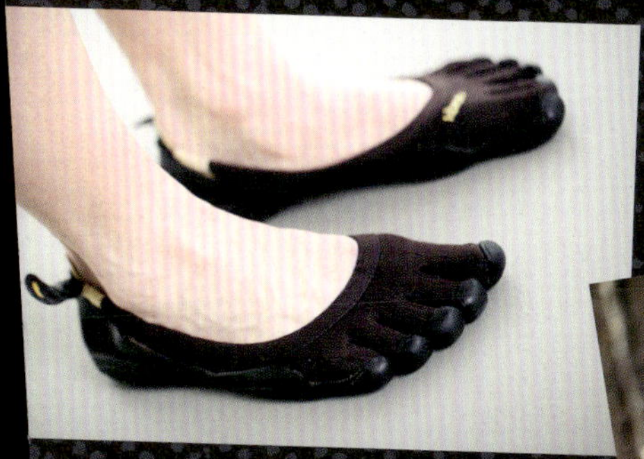

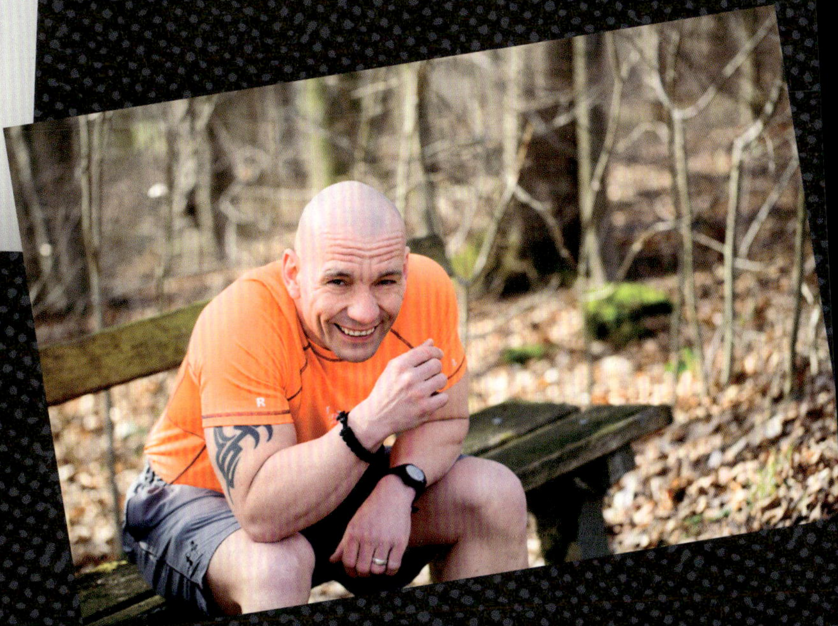

DAS MARATHONJAHR 2009

Ich nahm mir vor, meinen Körper richtig zu fordern. Ich wollte sehen, was machbar war und ob ich in diesem einen Jahr mehrere Male meine bisherigen körperlichen Grenzen würde überwinden können. Ob dieser Körper ein ganzes Jahr lang Schichtdienst, Training und Laufveranstaltungen durchhalten würde. Also meldete ich mich kurzentschlossen für einen 10-Kilometer-Lauf, einen Halbmarathon, einige Marathons und zwei Ultramarathons (Rennsteig und Müritz) an. Tief in mir fühlte ich eine stille Gewissheit, dass ich es schaffen konnte. Es würde hart werden, verdammt hart, aber ich wollte da durch. Neben dem Lauftraining meditierte ich nun täglich, ich lernte meinem Geist zu vertrauen, in mich hineinzuhorchen und mich innerlich zu entspannen. Die Balance zwischen Körper und Geist ist, gerade wenn man solche extremen körperlichen Dinge vorhat, äußerst wichtig. Das wusste ich intuitiv, das brauchte mir niemand zu sagen.

Bei meinem ersten Marathon in der Halle erlebte ich eine Phase, in der mein Körper – besonders als meine Fußsohlen so fürchterlich schmerzten – einfach aufgeben wollte. Ich merkte, wie mein Geist nachgab und die Schmerzsignale zum Gehirn immer intensiver und drängender wurden. „Gib auf, lass es, probier es ein anderes Mal, du bist für heute durch mit dem Thema!" Aber ich ließ mich nur auf den Kompromiss ein, meine Schuhe zu wechseln. Beim Anziehen der Socken sah ich, dass meine Fußsohlen nur noch riesige blutende Blasen waren, aber mehr als die gepolsterten Laufschuhe wollte ich meinem Körper nicht gönnen. Das musste reichen, um durchzukommen, und es reichte dann auch tatsächlich. Ohne Schuhwechsel wäre es um ein Vielfaches härter geworden, vermutlich wäre ich ins Ziel gekrochen. Doch ich hätte niemals aufgegeben, denn ich hatte ja etwas, was der eigentliche Treibstoff eines Menschen ist – meinen Willen! Instinktiv wusste ich: Es war mein Geist, der meinen Körper die letzten Kilometer ins Ziel trug. Und diesen Geist konnte man genauso trainieren, wie man seinen Körper trainierte.

Der Hallenmarathon war ein erster guter Test, weil ich mir absichtlich ein „Handicap" auflud, das es mir noch schwerer machte, ins Ziel zu kommen: Ich lief in Zehenschuhen und im Vorfußlaufstil. Vorab las ich, wie die meisten von uns, viele Bücher von selbsternannten „Experten". Diese rieten meist von solchen Dingen ab. Ihr Rat lautete: Marathon erst nach mindestens zwei Jahren Lauftraining, Vorfußlauf nicht dauerhaft und nur auf der kurzen und mittleren Distanz, Zehenschuhe nur ganz sporadisch und auf keinen Fall mehr als zwei Marathons im Jahr. Alles andere sei Raubbau am Körper und ungesund.

Das sind jedoch die gleichen Experten, die meinen, tierisches Eiweiß sei für unseren Körper essenziell sowie gesund und der übliche Fersenlauf sei effektiv und vorteilhaft. Man fragt sich bloß, für wen dieser Laufstil von Vorteil ist ... Vielleicht für den Orthopäden und die Hersteller von Laufschuhen ...

Diesen „Experten" zu glauben war nicht mein Weg, denn ich hörte auf meinen Bauch. Ich fragte mich, warum ich ganz automatisch auf dem Vorfuß lief, wenn ich keine Schuhe trug, oder wie frühe Marathonläufer, wie zum Beispiel Emil Zatopek gelaufen waren, bevor 1970 der erste gepolsterte Laufschuh auf den Markt kam. Ich fragte mich, warum so viele Läufer über Knieprobleme klagten, wenn das Laufen doch eine natürliche Bewegungsform war. Mir schien diese einfache Sache – einfach zu laufen – von Ärzten und einer ganzen Lauf-Industrie unnötig kompliziert gemacht zu werden.

Ich glaube diesen Menschen bis heute nicht und bin immer meinen eigenen Weg gegangen. Es war immer die richtige Entscheidung, meinem Bauchgefühl zu vertrauen und ich kann nur jedem raten, in sich hineinzuhören und eigene Entscheidungen zu treffen.

Wer sich für den Vorfußlauf entscheidet, muss sich natürlich langsam herantasten, da wir ja ständig Schuhe tragen, die dafür sorgen, dass wir unseren

Fuß nicht natürlich abrollen und unsere Sehnen und Bänder dementsprechend andere Bewegungsabläufe gewohnt sind. So machte ich es auch: Ich lief abwechselnd mit gepolsterten Laufschuhen und dann wieder mit Zehen- bzw. sogenannten Barfußschuhen.

Nachdem ich den 10-Kilometer-Lauf und den Halbmarathon erfolgreich absolviert hatte, kamen die harten Marathons und die beiden Ultras. Ich freute mich riesig darauf. Ich reiste durchs Bundesgebiet, schlief immer in meinem kleinen Fiat, manchmal auch gar nicht und rannte und rannte. Meist mit Musik im Ohr – besonders gern hörte ich epische Filmmusiken und genoss es, ein Teil dieser mit viel Euphorie laufenden Menschenmassen zu sein. Musik ist für mich etwas Spirituelles, etwas, das mich antreibt und es mir leichter macht, in meine Welt beim Laufen einzutauchen.

Diese ersten Marathons lief ich mit gepolsterten Laufschuhen, um meine noch nicht so ganz an diese intensive Lauferei gewöhnten Sehnen und Bänder nicht zu stark zu belasten. Den Vorfußlauf in Zehenschuhen trainierte ich etwa zweimal in der Woche. Eine Lauf- bzw. Pulsuhr hatte ich nicht, da ich bis heute der Meinung bin, dass mir nicht mein Puls oder eben eine Uhr, sondern mein Bauchgefühl mein Tempo vorgibt. Aber ich hatte eine Stoppuhr und meine Marathonzeiten beliefen sich immer auf etwas über vier Stunden. Vielleicht werden einige von Ihnen über diese eher unspektakulären Zeiten staunen. Ja, ich war durchaus langsam, aber ich wog ja muskulöse 86 Kilo und mein Ziel war die Ultrastrecke und keine ambitionierten Marathon-Bestzeiten. Mir war es wichtig, heil anzukommen und abzuschalten beim Laufen, ohne dauernd zu kontrollieren, ob ich mich noch im „richtigen" Puls und Zeitlimit bewegte. Laufen war und ist für mich etwas Natürliches, eine Möglichkeit, Körper und Geist mit der Natur zu vereinen und für einen Augenblick wieder ein fühlbarer Teil des Ganzen zu sein. Und das geht für mich verloren, wenn die zu laufende Zeit zu sehr im Vordergrund steht.

2009 war das erste und einzige Laufjahr, in dem ich nur an öffentlichen Laufveranstaltungen teilnahm. Ich hatte mir in diesem Jahr beweisen wollen, dass alles möglich war und mein Körper solche Belastungen gut aushielt. Das Extremste und gleichzeitig Schönste, was ich in diesem anstrengenden Laufjahr erlebte, war der Rennsteig-Supermarathon, 73 Kilometer durch den Thüringer Wald.

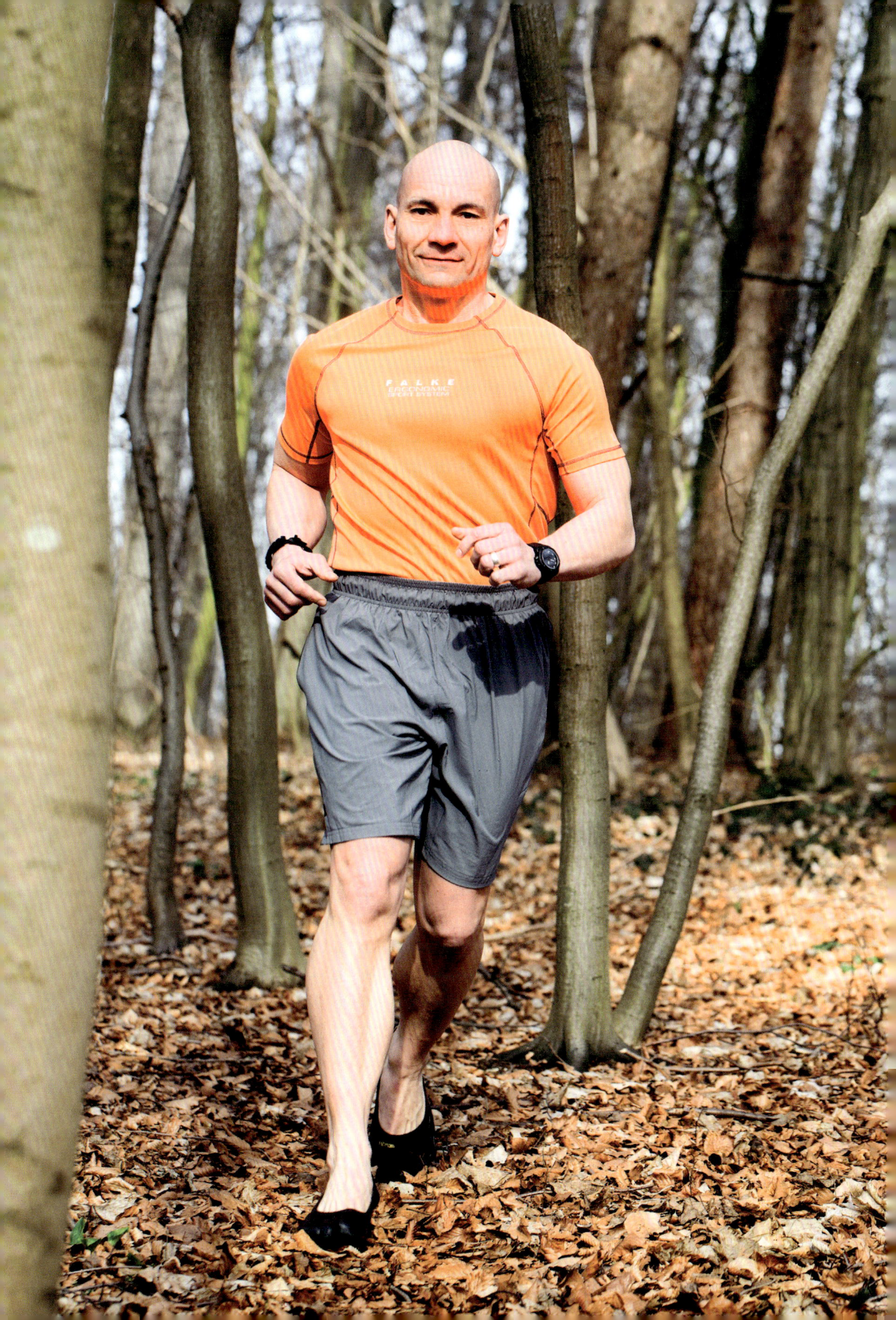
FALKE

MARATHON – DIE KURZE GESCHICHTE EINES WETTBEWERBS

Der Marathon ist die längste olympische Disziplin in der Leichtathletik. 42,195 Kilometer lang ist die zu bewältigende Strecke, die erstmals bei den Olympischen Spielen 1908 in London so festgelegt wurde. Vor dieser Zeit wurden genau 40 Kilometer gelaufen oder aber 25 Meilen, was 40,23 Kilometern entsprach. Der Ursprung des Marathonlaufes geht auf die Legende zurück, nach der ein Bote die etwa 40 Kilometer lange Strecke von Marathon bis Athen lief, um nach einer Schlacht den Sieg der Athener Truppen zu verkünden und dann tot zusammenzubrechen. Die Legende geht ihrerseits wahrscheinlich auf den griechischen Boten Pheidippides zurück, der in zwei Tagen von Athen nach Sparta lief, um dort Unterstützung im Kampf gegen die Perser zu erflehen. 1896 fanden die Olympischen Spiele in Athen statt, und man kam auf die Idee, dem Langstreckenlauf (den es bislang über Distanzen wie 20 oder 30 Meilen, also etwa 32 bzw. 48 Kilometer, gegeben hatte) einen historischen Anstrich zu geben und ihn mit dieser Legende in Verbindung zu bringen. Seit dieser Olympiade heißt der Langstreckenlauf über diese Distanz offiziell „Marathonlauf".

Bis er zum Breitensport wurde, wie wir ihn heute kennen, dauerte es allerdings eine gewisse Zeit. Erst in den 1970er Jahren wurde der Langstreckenlauf in Deutschland durch Aktionen des Deutschen Sportbundes wie „Trimm dich!" als Freizeitsport attraktiv. Mittlerweile gibt es jedes Jahr in Deutschland unzählige kleine und große Marathonveranstaltungen. International finden in Großstädten weltweit, so zum Beispiel in Berlin, Frankfurt, New York, Paris, London oder Tokio, riesige Veranstaltungen statt, bei denen es zum Teil mehr als 50.000 Teilnehmer über die Ziellinie schaffen.

MEIN ERSTER ULTRAMARATHON – 73 KILOMETER DURCH DEN THÜRINGER WALD

Ein Laufkumpel erzählte mir wahre Horrorgeschichten über den 73 Kilometer langen Rennsteig-Supermarathon durch den Thüringer Wald. Er wird auch als längster Ultramarathon-Crosslauf Europas bezeichnet. „Es ist dort eiskalt und man friert sich beim Laufen den Allerwertesten ab", sagte er. Die Steigungen dort seien mörderisch und am besten sei es, wenn man über mehrjährige Marathonerfahrungen verfüge. Aber wie ich nun mal so bin, hielten mich diese Schilderungen nicht davon ab, mich nach gerade fünfzehnmonatiger Lauferfahrung für den Starttermin am Samstag, den 16. Mai 2009, anzumelden.

Ich kam Freitagmorgen von der Nachtschicht, schlief drei Stunden und machte mich mit meinem alten Fiat Cinquecento auf ins 350 Kilometer entfernte Eisenach, um meine Startunterlagen abzuholen. Dort angekommen, fiel mir sofort die einzigartige positive Stimmung auf, die rund um den Brunnen der schönen Altstadt herrschte. Überall sah man Menschen in Laufkleidung mit den obligatorischen Plastikbeuteln, die man zusammen mit den Startunterlagen ausgehändigt bekam, und die zeigten: „Ich gehöre dazu." Ich fühlte mich sofort wohl, nahm meine Unterlagen in Empfang und machte mich auf den Weg zum Zielort, nach Schmiedefeld. Das hieß, ich musste noch einmal etwa 70 Kilometer fahren. In Schmiedefeld angekommen, es dämmerte mittlerweile, parkte ich auf einer Wiese, wo schon viele andere Autos und Campingmobile der Läufer standen. Ich begann mein Nachtlager herzurichten. Mittlerweile nieselte es und ich legte mich in meinen Schlafsack, denn ich wollte ja gut ausgeruht an den Start gehen. Über mir meine Plastikplane, die ich an der einen Seite in der Fahrertür und an der anderen mit Heringen im Grasboden befestigte. Meinen Wecker stellte ich auf drei Uhr in der Frühe, denn ich musste ja mit dem Bus wieder zurück nach Eisenach fahren, um dort den Starttermin um sechs Uhr nicht zu verpassen. Während ich so dahindämmerte, öffneten sich plötzlich die Schleusen des Himmels: Weltuntergang. Es regnete auf einmal wie aus Kübeln. Meine Plane erwies sich bald als nicht ganz wasserdicht, sodass mein Schlafsack innerhalb kürzester Zeit völlig durchnässt war. Trotzdem versuchte ich ein wenig zu dösen, aber irgendwie konnte ich keine Ruhe finden. Ich zog kurzerhand in mein kleines Auto um. Lieber mit Platzproblemen kämpfen als nass werden und vor allem wollte ich nicht frieren. In jedem Survivalführer hieß es doch: Nur nicht auskühlen und unbedingt trocken bleiben! Irgendwann bin ich für eine halbe Stunde eingeschlummert, dann hörte ich auch schon den Wecker. Jetzt nahte der Zeitpunkt meiner Feuertaufe. Ich hatte es heute in der Hand, zu einem Ultramarathonläufer zu werden. Nach einer spärlichen Morgentoilette und einem pampigen Müsli füllte ich meine Wasserflasche, packte meine sieben Sachen zusammen, setzte meine Stirnlampe auf und trat hinaus in den dunklen, nasskalten Morgen. Die kühle Morgenluft war eine Wohltat, und ich fühlte mich topfit, obwohl ich nicht mehr als eine halbe Stunde geschlafen hatte – nichts macht so wach wie Aufregung!

Die Busfahrt nutzte ich, um Musik zu hören und noch mal in mich zu gehen. Ich hörte um mich herum Menschen, die sich in verschiedenen Dialekten und Sprachen unterhielten. Hier war ein wilder Haufen „Verrückter" aus vielen Teilen Deutschlands und Europas am Start. Es war eine tolle Atmosphäre und ein schönes Gefühl, unter so vielen gleichgesinnten Top-Athleten zu sein. In Eisenach angekommen, gab ich meinen Kleiderbeutel ab und genoss noch ein wenig die tolle Stimmung, die zu so früher Stunde unter den ungefähr

2000 Aktiven und noch mal so vielen Helfern und Zuschauern herrschte ... Es war einfach der Wahnsinn!

Dann wurden alle Läufer über Lautsprecher zum Start gerufen. „... 7, 6, 5, 4, 3, 2, 1 ... Peng!" Es ging los, und unter lautem Jubel der Zuschauer und dem Geknatter des über uns kreisenden Fernsehhubschraubers, der Filmaufnahmen des Spektakels machte, machte ich mich auf den Weg nach Schmiedefeld. Jetzt galt es durchzuhalten, anzukommen, stolz zu sein! Ich wollte und ich konnte! Dieser Lauf war für mich eine unglaubliche Erfahrung, so unbeschreiblich schön, dass mir dafür noch heute die Worte fehlen. Ich hatte so etwas noch nie zuvor erlebt. Es war eine wunderschöne Strecke durch den Thüringer Wald, die meinem Körper alles abverlangte, ihm aber auch ebenso viel zurückgab. Ich setzte einen Fuß vor den anderen, machte Schritt um Schritt, lief wie eine gut geölte Maschine, gleichmäßig und ruhig. Die Natur erstrahlte um mich herum in einer ganz eigenen Intensität – trotz aller Anstrengung konnte ich so vieles wahrnehmen, konnte mich sogar manchmal selbst wie von außen beobachten, wie ich da einfach lief und lief. Die Aufmunterungen von anderen Läufern und vom Publikum kamen von Herzen und berührten mich tief. Sie ließen mich die Schmerzen, die auftauchten, ertragen und trugen mich auch dann weiter, wenn es wirklich hart für mich wurde. An den Verpflegungspunkten herrschte eine einzigartige, liebevolle und familiäre Atmosphäre, die teilweise an Volksfeste erinnerte. Neben den obligatorischen Bananen und Elektrolyt-Getränken gab es oft auch Würste und Schmalzbrote, die ich damals noch bedenkenlos in mich hineinfutterte.

Nach fast zehn Stunden lief ich in Schmiedefeld über die Ziellinie – überglücklich und stolz, denn ich wusste, dass ich mit diesem Lauf die Weichen für mein weiteres Leben gestellt hatte. Ich bin dann buchstäblich als ein anderer Mensch nach Hause gefahren ... Meine Beine konnte ich gerade noch zum Kuppeln, Gasgeben und Bremsen gebrauchen. Nach weiteren vier Stunden Fahrt kam ich dann in meiner Wohnung an und hatte endlich Zeit, mich ein wenig zu regenerieren.

Eine weitere Lebenswende gab es im Winter darauf. Zufällig bekam ich einen Film in die Hände, der zu einem Meilenstein für mich werden sollte.

ULTRAMARATHON – WARUM TUT MAN SICH SO ETWAS AN?

Michael Griesmeier im Gespräch mit Dirk Grosser

Dirk Grosser: *Wie kommt man auf die Idee, eine so lange Strecke laufen zu wollen? Was hat dich dazu bewegt?*
Michael Griesmeier: Ich spürte sehr schnell, dass mein Geist und mein Körper das Laufen damals als etwas sehr Entspannendes und Wohltuendes empfanden. Nachdem ich 10 Kilometer, 21 Kilometer, 42 Kilometer und auch über 70 Kilometer gelaufen war, wurde ich neugierig, was noch möglich war. Da ich den Extremsport nach meinem ersten Ultramarathon auch immer dazu einsetzte, um die Aufmerksamkeit auf Themen zu lenken, die mir am Herzen liegen, kann ich mich relativ leicht dazu motivieren, meine physischen und psychischen Grenzen zu überwinden.

DG: *Gab es Momente, in denen du aufgeben wolltest? Wie hast du sie überwunden?*
MG: Ja, solche Gedanken hatte ich oft im Kopf und habe sie auch immer wieder. Sie sind da, wenn es wehzutun beginnt, wenn mein kleines Ego versucht, in der „Komfortzone" zu bleiben. Dann höre ich mich selbst fragen: „Warum mache ich das eigentlich?" Ich lasse diese Stimme dann sagen, was sie möchte, mache aber einfach weiter und verfolge mein Ziel.

DG: *Du sagst, dass du nach deinem ersten Ultramarathon als anderer Mensch nach Hause gefahren bist. Was genau ist da in dir vorgegangen? Welchen Einfluss haben die Erlebnisse des Ultramarathons auf dein restliches Leben, deinen Alltag gehabt?*
MG: Mit meinem ersten Ultramarathon habe ich etwas für mich Unglaubliches geschafft, eine neue Stufe in meiner körperlichen und geistigen Entwicklung erreicht. Ich habe mir bewiesen, wozu ich fähig

bin und dass es von nun an einfach keine Grenzen mehr für mich geben würde. Das war etwas, was mich mit Stolz und einem unglaublich intensiven Gefühl der Freiheit erfüllt hat. Seit jenem Tag gehe ich wesentlich entspannter und angstfreier mit Stresssituationen um. Weil ich nun weiß, dass es Grenzen nur im Kopf gibt, dass ich alles erreichen kann, wenn ich es nur will. Und das betrifft nicht nur den Sport, sondern einfach alle Bereiche des Lebens. Das Verständnis dessen, wie mein Geist bzw. meine Gedanken mein Leben lenken und mein Körper diesem Geist folgt, ist etwas, was ich durch diese intensive Herausforderung bekommen habe: Der eigentliche Antrieb eines Menschen ist sein Wille.

DG: *Kann jeder Mensch an solchen Erfahrungen wachsen?*
MG: Absolut. Je intensiver und dauerhafter diese Erfahrung ist, desto tiefer wird sich diese Erkenntnis in den Geist und in jede einzelne Zelle des Körpers hineinbrennen. Es ist, als würde man sich auf Erfolg und zielorientiertes Arbeiten programmieren … wobei man diese Programmierung auch wieder löschen kann. Wenn dann noch ein achtsamer und verantwortungsvoller, sich selbst reflektierender Lebensstil dazukommt, ist Zufriedenheit und Glück nicht einfach nur ein Wort, sondern die logische Konsequenz.

HOME – ICH WERDE VEGETARIER

Manchmal können die verrücktesten Dinge unser Leben verändern. Der eine hat vielleicht eine Begegnung mit einem besonderen Menschen, der andere liest ein Buch, das seine Weltsicht auf den Kopf stellt. Wieder ein anderer träumt etwas, was sich stark auf sein Leben auswirkt, oder er hört nur einen Satz, der alles in seinem Inneren umkrempelt. Es muss nicht immer ein „weltbewegendes" Erlebnis sein, das unsere Welt verändert. Zuweilen sind es gerade die kleinen Dinge, die einen großen Unterschied machen. Manchmal dauert es nur wenige Augenblicke, manchmal sind es schleichende Prozesse, die sich über Jahre hinziehen: Bei mir waren es genau neunzig Minuten, die mein Weltbild veränderten. Manch einem mag es banal vorkommen, dass ein Film eine so starke Wirkung auf mich hatte, aber so war es nun einmal.

Ich sah *Home*, diesen wunderbaren Dokumentarfilm des französischen Fotografen und Journalisten Yann Arthus-Bertrand. Im Verlaufe des Films kamen mir nicht nur einmal die Tränen. Ich war ergriffen von der Schönheit unseres Blauen Planeten, gleichzeitig war ich entsetzt über die Zahlen, Fakten und Aussagen des Filmes.

Ich möchte diese Zahlen und Aussagen kurz zusammenfassen. Sie stehen für sich – ich kann nur empfehlen, sich den Film anzusehen, da diese nackten Fakten in Verbindung mit den Bildern noch viel greifbarer und plastischer sind.

1. 20 Prozent der Weltbevölkerung (nämlich wir Industrienationen) verbraucht 80 Prozent der Ressourcen.
2. Die Welt gibt 12-mal mehr für Rüstung als für Entwicklungshilfe aus.
3. 5000 Menschen pro Tag sterben an verschmutztem Trinkwasser.
4. 1 Milliarde Menschen haben keinen Zugang zu sauberem Wasser.
5. 1 Milliarde Menschen hungern.
6. Über 50 Prozent des weltweit gehandelten Getreides dient als Tierfutter oder wird zu Bio-Treibstoff verarbeitet.
7. 40 Prozent des Ackerlandes ist nachhaltig geschädigt.
8. Jedes Jahr werden 13 Millionen Hektar Wald vernichtet.
9. Jede vierte Säugetierart, jede achte Vogelart, jede dritte Amphibienart sterben in absehbarer Zeit aus.
10. Das Artensterben geht 1000-mal schneller vor sich, als es natürlicherweise zu erwarten wäre.
11. Drei Viertel der Fischbestände sind erschöpft, dezimiert oder gefährdet.
12. Das Eisschild ist 40 Prozent dünner als noch vor 40 Jahren.
13. Innerhalb von 30 Jahren hat der Nordpol 30 Prozent seiner Masse verloren.
14. Bis zum Jahr 2050 sind mindestens 200 Millionen Klimaflüchtlinge zu erwarten.

Der Film stellt Fragen, die für jeden Menschen auf dieser Welt relevant sind:

- *Wie kann dieses Jahrhundert die Last von 9 Milliarden Menschen tragen, wenn wir uns weigern, dafür geradezustehen, was allein wir angerichtet haben?*
- *Die Kosten für unser Handeln sind hoch ... Menschen, die nicht aktiv beteiligt sind, bezahlen den Preis. ... Ich habe Flüchtlingslager gesehen, so groß wie ganze Städte in der Wüste ... Wie viele Männer, Frauen und Kinder wird man in der Zukunft einfach sich selbst überlassen?*
- *Müssen wir immer Mauern bauen, um die menschliche Solidarität zu brechen, um das Glück der Einen vor dem Unglück der Anderen zu schützen?*

Gleichzeitig schafft es der Film es auch, Hoffnung zu wecken und vor allem Aussagen zu treffen, die unsere Verantwortung, die Verantwortung jedes Einzelnen, in den Vordergrund rücken:

- *Es ist zu spät, um ein Pessimist zu sein. Ich weiß, dass ein einzelner Mensch fähig ist, eine Mauer umzustoßen ... Es ist zu spät, um ein Pessimist zu sein.*
- *Wir sollten bewusste Verbraucher sein!*
- *Denken wir darüber nach, was wir kaufen!*

90 Minuten lang saß ich wie gebannt vor dem Bildschirm – und es war, als würde mir jemand ganz langsam meine Wohlstandsbrille abnehmen und mich so endlich das Ausmaß meines alltäglichen Handelns nicht nur erkennen, sondern auch tief spüren lassen. Meine Reaktion kam spontan und aus tiefstem Herzen: „Ich mache da nicht mehr mit!"

Und so beschloss ich, alles mir Mögliche zu tun, um auf diesen alltäglichen Wahnsinn hinzuweisen und selbst ein Vorbild zu sein. Am nächsten Tag verkaufte ich mein Auto, aß ab diesem Tag weder Fleisch noch Fisch, trank ausschließlich Leitungswasser, wusch meine Sachen mit Waschnüssen ohne Weichspüler und Vollwaschmittel, benutzte zur Körperpflege kein Duschgel mehr, sondern nur Seife, und überlegte bei jeder Anschaffung zweimal, ob ich sie denn auch wirklich brauchte. Dieser Film veränderte mein Leben, und dafür bin ich bis heute unglaublich dankbar. Zum ersten Mal hatte ich das Gefühl, als könne ich wirklich sehen. Ich sah die Zusammenhänge, ich sah meine Beteiligung an vielen Aspekten der Misere und wie ich meiner Verantwortung als Mensch besser gerecht werden konnte. Seitdem lebe ich wesentlich bewusster, was sowohl für die Welt als auch für mich persönlich besser ist.

Kein Fleisch mehr zu essen fiel mir erstaunlicherweise nicht schwer, vor allem, weil ich mich weiter informierte und nun stets diese unsagbar perfide Massentierhaltung und Fleischindustrie vor Augen hatte. Vierzig Jahre hatte ich scheinbar „normal" gelebt und mich ernährt. Sogar im Winter habe ich gegrillt, weil Fleisch billig war und schmeckte. Es macht satt und alle essen es, dachte ich damals noch. Jetzt konnte ich diese Gewohnheit plötzlich mit gutem Gewissen ablegen, ohne das Gefühl zu haben, auf etwas verzichten zu müssen. Ich hatte mich entschieden und mein Wille bestimmte nicht nur im

Sport meine Leistung, sondern half mir auch in meinem neuen Alltag, ausgetretene Pfade zu verlassen und nie mehr auf sie zurückzukehren.

Mir schmeckte mein neues Essen und ich fühlte mich rundum wohl. Was mich jedoch am meisten beeindruckte, war die Tatsache, dass ich leistungsmäßig geradezu explodierte. Im Training bewegte ich mich nach kurzer Zeit auf einem neuen Level, meine Regenerationsfähigkeit wurde besser und ich fühlte eine enorme Leichtigkeit und Vitalität in mir. Ich aß nur noch Obst und Gemüse … gekocht oder ungekocht. Milch, Joghurt und Butter wurden ebenfalls von meiner Einkaufsliste gestrichen und Eier gehörten bei mir auch nicht mehr in die Pfanne. Nur Käse, den konnte ich einfach noch nicht weglassen.

Meine Freunde, Kollegen und Verwandten schüttelten nur die Köpfe. „Jetzt dreht er völlig durch", war ihre Reaktion. Nicht genug, dass ich lief wie ein Besessener, jetzt ließ ich auch noch das „lebensnotwendige" Fleisch weg …

Doch für mich passte alles zusammen. Die Entscheidung, meine Ernährung so zu gestalten, dass sie kein Tierleid erzeugt, war nur folgerichtig. Schon immer wollte ich ja diejenigen schützen, die nicht für sich selbst einstehen können, weil ihnen jede Möglichkeit dazu geraubt wurde. Und Tiere haben in unserer Welt leider nicht viele Fürsprecher! Wie gesagt, alle Wesen wollen meiner Meinung nach glücklich sein, ihre Kinder aufziehen und nicht leiden. Ein solches Leben auch wirklich zu führen sollte das selbstverständliche Grundrecht jedes Lebewesens sein. Wenn der Mensch sich als Krone der Schöpfung definiert und meint, nur er habe Rechte, dann ist das ein äußerst unwürdiges Verhalten.

Oft sind wir uns unserer Verhaltensweisen aber gar nicht bewusst. Wir hinterfragen unser Tun nicht, weil es uns so normal erscheint, weil wir so erzogen wurden, weil die Tradition es uns so vermittelt hat, weil wir es einfach nicht besser wissen. Bis zu einem gewissen Grad ist das auch verständlich, doch wir können uns nicht ewig hinter diesen Entschuldigungen verstecken. In unserer Zeit mit all den Informationsmöglichkeiten, die uns zur Verfügung stehen, kann niemand mehr sagen, dass er es nicht besser wusste. Zudem müssen wir für uns selbst entscheiden: Was tut uns wirklich gut? Wie ist unser Verhältnis zu dieser Welt, zu unserer Heimat? Wo und wie sind wir mit dem Leben verbunden?

So wie wir im sportlichen Bereich unsere eigenen Trainingsmethoden finden müssen, so müssen wir auch in ethischen Fragen einen eigenen Weg gehen und dürfen uns nicht mehr nach den Meinungen sogenannter Experten richten, die möglicherweise nur von dem Wunsch nach Profit motiviert sind. Tun wir, was alle tun, wiegt uns das in trügerischer Sicherheit, denn „alle" können auch gemeinsam in den Untergang rennen. Statt anderen zu folgen, sollten wir uns selbst vertrauen.

Wir müssen nicht alles in Kauf nehmen und denken, wir könnten ohnehin nichts ändern. Es gibt Alternativen. Und es gibt Wege, diese zu entdecken!

Durch meine frühere Ernährungsweise, bei der auch Wurst, Fleisch und Milchprodukte auf meinem Speiseplan standen, hatte ich mich an unermesslichem Leid beteiligt und jeden Tag ein kleines Stück unserer Umwelt mit zerstört. Nachdem ich das begriffen habe, lebe ich anders. Ich habe mich entschieden, nach Alternativen zu suchen und diese in meinen Alltag zu integrieren. Auch hier ist es der Wille, der bestimmt, wie ich lebe!

Mein Ziel bei all meinen Aktivitäten – und so auch bei diesem Buch – ist es, die Aufmerksamkeit auf diese Zusammenhänge zu richten, die auch ich neu entdecken musste. Ich freue mich, wenn ich dazu beitragen kann, dass Menschen kritischer auf ihren eigenen Lebensstil schauen und gleichzeitig offener werden für Alternativen.

DER UNTERSCHIED ZWISCHEN VEGETARISCHER UND VEGANER ERNÄHRUNG

Es gibt heute jede Menge alternativer Ernährungsweisen, die meist auch Einfluss auf den restlichen Lebensstil haben. Fängt man erst einmal an, bewusster mit dem eigenen Konsum umzugehen, macht das auch vor der Ernährung keinen Halt.

Man unterscheidet zumeist grob Vegetarier von Veganern, wobei es auch innerhalb der Menschen, die sich als Vegetarier bezeichnen, große Unterschiede gibt. Da gibt es zuerst einmal die Ovo-Lacto-Vegetarier, die kein Fleisch essen, aber Eier und Milchprodukte verwenden. Mit dieser Ernährungsform kommen wirklich die meisten Menschen zurecht, auch wenn sie zuvor große Fleischesser waren. Dann gibt es die Ovo-Vegetarier, die auf Fleisch- und Milchprodukte verzichten, aber Eier essen. Und zuletzt die reinen Vegetarier, die in ihrer Ernährung komplett auf tierische Produkte verzichten, jedoch oft noch Honig essen. Veganer gehen einen Schritt weiter. Sie essen nicht nur keine tierischen Produkte und verzichten somit auf Fleisch, Wurst, Milchprodukte, Eier und Honig, sondern sie verbannen alle Tierprodukte aus ihrem Leben. Für sie sind also ebenso Leder, Seide, Wolle, Horn etc. tabu. Vegane Rohköstler leben wie Veganer, kochen aber das Gemüse, das sie verzehren, nicht, sondern nehmen aus gesundheitlichen Gründen (das Erhitzen von Speisen zerstört viele Vitamine) alles roh – das heißt ggf. im Lebensmitteltrockner bzw. Dörrgerät verarbeitet, dort aber nicht über 42 °C erhitzt – zu sich.

TIERISCHE PRODUKTE MÜHELOS ERSETZEN

Ob Sie nun Vegetarier, Veganer oder veganer Rohköstler werden möchten, letztlich geht es immer darum, Gewohnheiten zu verändern und süchtiges Verhalten loszulassen. Von Kindheit an sind wir an Süßigkeiten, Wiener Würstchen, Käse, Milch, Fleisch, süße Säfte und Limonaden gewöhnt. Im Idealfall kommt man irgendwann zu der Einsicht, dass eine Veränderung nötig ist. Dann überlegt man auch, so wie ich es tat und immer noch tue, wie man die gewohnten Lebensmittel ersetzen kann oder welche Alternativen es gibt.

Wer ganz auf Tierisches verzichten möchte, kann mittlerweile eigentlich alles durch sehr schmackhafte vegane Alternativen ersetzen. Einfach mal den Marktleiter in einem gut sortierten Bio-Supermarkt nach den veganen bzw. vegetarischen Produkten fragen. Oder im Internet recherchieren bzw. in einem Kochbuch (auch in diesem Buch finden Sie einige schmackhafte Rezepte, siehe im Kapitel „Ernährung gibt uns die körperliche Power", dort Seite 114 ff.), das sich mit diesem Thema beschäftigt, schmökern und sich inspirieren lassen.

Probieren Sie die Rezepte in diesem Buch einfach einmal aus und staunen Sie, wie wunderbar vielseitig eine tierleidfreie Ernährung sein kann. Seien Sie offen, kreativ und machen Sie Ihre eigenen Erfahrungen.

DIE GROSSE CHANCE

Nachdem ich mir nun einen vegetarischen Lebensstil angeeignet und Verantwortung für mein tägliches Handeln übernommen hatte, suchte ich nach weiteren sportlichen Herausforderungen. Ich hatte mein erstes extremes Laufjahr gut überstanden und mir damit bewiesen, dass es Grenzen tatsächlich nur im Kopf gibt. Nun war der Weg für eigene Projekte frei. Ich nahm mir vor, einen Marathon in jedem der 16 deutschen Bundesländer zu laufen – eine bundesweite Aktion, die großes Potenzial hatte. Da diese Aktion einen hohen organisatorischen und finanziellen Aufwand bedeutete, war ich auf die Unterstützung von Freunden und Sponsoren angewiesen.

Eine große Bank startete Anfang 2010 eine Online-Aktion, bei der ich mich bewarb. Dem Gewinner dieser Aktion wollte die Bank dann „den Weg freimachen". In einem kurzen Homevideo sollte ich zeigen, was mich antreibt. Nachdem ich mein Konzept mit der Hilfe meines besten Freundes Mario Müller vor der Kamera meines Bruders präsentiert hatte, stellten wir den Beitrag gleich auf YouTube online und sendeten eine Mail an den Bundesverband der Bank, die diese Aktion ins Leben gerufen hatte. Jetzt hieß es abwarten und auf ein positives Feedback hoffen.

Die Antwort kam unerwartet schnell, denn die Herren der Bank waren sehr angetan von meiner Präsentation. Ich hatte deutlich gemacht, dass wir durch unser Verhalten und unsere Lebensweise alle Teil der Umweltproblematik sind – genauso aber eben auch Teil der Lösung sein können. Darauf wollte ich durch meine Marathon-Aktion hinweisen. Ich wurde zu einem Gespräch in die Zentrale der Bank am Potsdamer Platz in Berlin eingeladen. Würde es mir gelingen, die Herren von mir und meiner Aktion zu überzeugen? Aufgeregt saß ich im Foyer und wartete, während mir tausend Gedanken durch den Kopf gingen. Ich fühlte mich gut, bärenstark, hoch motiviert, denn ich wusste, dass ich es schaffen konnte.

Zwei Mitarbeiter der Bank und zwei weitere Vertreter einer Marketingfirma empfingen mich in einem Sitzungsraum in einem der oberen Stockwerke. Nach einer kurzen Vorstellungsrunde wurde ich gebeten, mein Projekt etwas ausführlicher zu erläutern. Die Anwesenden hörten aufmerksam zu und stellten hin und wieder eine Frage. Ich erntete Erstaunen und ungläubige Blicke, als ich erzählte, dass ich erst seit 22 Monaten laufe und nun schon diese extreme Aktion plane. Die meisten Menschen denken, dass es nur mit einem langen und intensiven Training möglich ist, die eigenen Grenzen zu überschreiten. Aber entscheidend sind meiner Meinung und Erfahrung nach der eigene Wille und die Überzeugung, dass wir das, was wir uns vorgenommen haben, auch tatsächlich schaffen können! Es darf sich niemals, wirklich NIEMALS der leiseste Zweifel oder die Angst vor einem Versagen einschleichen. Wenn das geschieht, ist es der Anfang vom Ende.

Diese Überzeugung legte ich dar und spürte, dass die Anwesenden mir interessiert zuhörten. Diese Überzeugungsarbeit fiel mir leicht, und endlich wussten auch meine zukünftigen Sponsoren, dass ich meine Pläne in die Tat umsetzen würde.

Ein Vertreter der Bank sagte am Ende einen Satz, der mir bis heute immer noch einen Schauer über den Rücken jagt, wenn ich daran zurückdenke: „Ich traue Herrn Griesmeier diese Aktion zu und denke, dass seine Chancen sehr gut sind!" Später fragte ich ihn, was das für mich zu bedeuten habe. Woraufhin er sagte, dass ich bisher der überzeugendste Bewerber sei und nur noch der Vorstand zustimmen müsse. Vergleichbare Bewerber gebe es nicht. Auch die Werbevertreter waren begeistert und sahen in mir schon den Rüdiger Nehberg des Langstreckenlaufs. Bilder schwirrten mir durch den Kopf: Ich … in Talkshows und TV-Magazinen …

Die Bank, so schien es, wollte mir offenbar wirklich den sprichwörtlichen „Weg freimachen". Sollte das nach so kurzer Zeit schon mein Durchbruch sein? Durfte ich meine Umwelt-Message als Greenhorn schon so schnell in die Gesellschaft hinaustragen?

Euphorisch, völlig ungläubig und ziemlich erschlagen von dem, was da auf mich zukam, fuhr ich hoffnungsvoll wieder nach Hause. Da ich damals noch keinerlei Erfahrungen mit sogenannten Geschäftsterminen hatte und mir das Zwischen-den-Zeilen-Lesen noch nicht so vertraut war, glaubte ich tatsächlich, ich sei am Ziel.

Während ich sehnsüchtig auf meine Zusage wartete, trainierte ich doppelt so hart wie zuvor und plante bereits die nächsten Aktionen. Nach einer Woche erkundigte ich mich, ob schon eine Entscheidung getroffen sei. Ich erfuhr, dass ein zweiter Akteur noch im Rennen war und sie sich bemühten, die längst überfällige Antwort bald zu geben. … Also gab es doch noch jemand anderen in der Auswahl.

Etwas niedergeschlagen von dieser neuen Information, machte ich mir jetzt Gedanken, ob es denn richtig gewesen war, meine ganze Hoffnung auf diese eine Aktion zu setzen. „Mache ich mich nicht viel zu abhängig von Menschen, die über mich und meine Beweggründe so gut wie gar nichts wissen?"

Einige Tage später wurde mir mitgeteilt, dass ich noch an einem Sport-Leistungstest teilnehmen müsse; meine körperliche Gesundheit sollte gecheckt werden. Hoffnung keimte in mir auf. Vielleicht hatte ich doch gute Chancen? Wozu sonst diente dieser Aufwand?

Die Untersuchung fand im Zentrum für Sportmedizin statt, wo auch ein Kameramann und ein Vertreter der Bank zugegen waren. Ich wurde verkabelt und an Elektroden angeschlossen. Für die anstehende Belastung beim Intervall-Laufbandtraining wurde mir eine Atemmaske aufgesetzt, um meine Atemgase zu messen. Wie aufregend – ich kam mir vor wie ein Astronautenanwärter. Alles verlief reibungslos. Zwischen den Intervallen wurde mir Blut aus dem Ohrläppchen entnommen, um den Laktatwert zu bestimmen. Beim darauffolgenden Herzcheck wurden meine Herztöne gemessen und per Ultraschall wurde mein Herz genauer unter die Lupe genommen. Ein Arzt präsentierte mir und dem Vertreter der Bank am Ende die Ergebnisse. Alles bestens! Alle Systeme arbeiteten vorbildlich und funktionierten überdurchschnittlich gut … Ich war sportgesund!

Das hatte ich natürlich auch schon vorher gewusst. Ich hatte es einfach gefühlt. Aber ich verstand auch, dass sich das Unternehmen absichern musste. Es wäre ein Desaster, wenn der gesponserte Werbeträger nach dem sechsten Marathon plötzlich zusammenbräche, weil er nicht fit genug war oder unter einer Herzschwäche litt.

In einem kurzen Gespräch mit dem Vertreter der Bank erfuhr ich, dass er persönlich an mich glaubte, aber mein Vorhaben beim Vorstand des Unternehmens eher Skepsis und ungläubiges Kopfschütteln hervorrufe. Da wurde mir klar, dass ich keine wirkliche Chance hatte, die Bank als Sponsor zu gewinnen. Ich würde keine 16 Marathons absolvieren, keine Botschaft in die Gesellschaft tragen – denn ohne Sponsor war das unmöglich.

Die Absage, mit der ich ja schon gerechnet hatte, bekam ich kurze Zeit später. Doch jetzt hatte ich endlich wieder den Kopf frei für neue Aktionen. Sicherlich war ich enttäuscht ... Wer wäre das nicht gewesen? Mein Traum war geplatzt. Es klang wie eine einmalige Chance und ein großes Versprechen, wenn ein großes Unternehmen sagt, dass es „den Weg freimacht" für den eigenen Traum. Das war einfach zu schön, um wahr zu sein.

MEIN ERSTER SPENDENLAUF

Nachdem ich die vermeintliche Sponsoren-Pleite abgehakt hatte, wollte ich nun meinen ersten 24-Stunden-Lauf absolvieren. Mein Bruder Carsten half mir, meine Absicht und meine Botschaft über meine Website einer breiteren Öffentlichkeit bekannter zu machen, und ermutigte mich, mehr von mir persönlich zu erzählen. Zur gleichen Zeit hörte ich in den Medien von der Jahrhundertflut in Pakistan, die damals so unendlich viel Leid über die dort lebende arme Landbevölkerung brachte. Ich nahm mir vor, diesen ersten 24-Stunden-Lauf mit einer Spendenaktion zugunsten der Flutopfer in Pakistan zu verbinden. Jetzt hieß es für mich wieder, Sponsoren zu finden. Ich schrieb unendlich viele E-Mails an verschiedene Firmen und bat darin um Unterstützung für meinen Spendenlauf. Nach ebenso vielen freundlichen Absagen bekam ich eine sehr nette Nachricht der Firma Falke. Von nun an brauchte ich mir meine Laufkleidung nicht mehr selbst zu kaufen und Falke hatte im Gegenzug jemanden, der ihre Laufkollektion unter Härtebedingungen testete. Eine andere Firma spendierte mir eine tolle Uhr. Aber leider kam nicht wirklich viel Geld herein. 500 Euro war die eher magere Ausbeute. Aber ich gab nicht auf, trainierte weiter und schrieb weitere Firmen an.

Am Samstagmorgen vor dem Lauf aß ich ein letztes Müsli, bevor es nach Bernau zum 24-Stunden-Lauf ging. Dort waren schon einige Läufer mit ihren

Familien und Freunden vor Ort. Es herrschte eine tolle Stimmung, und ich konnte kaum erwarten, dass es endlich losging.

Die letzten zwei Stunden bis zum Start nutzte ich, um das nahe gelegene Reformhaus aufzusuchen und um in dem Park, in dem der Lauf stattfinden sollte, ein wenig zu meditieren. Es tat gut, mich noch einmal zu beruhigen, meine Mitte zu finden und Geist und Körper ein wenig Entspannung zu gönnen. „Entschleunigung" ist für mich in solchen Augenblicken das Zauberwort – die allgemeine Geschwindigkeit des Lebens und den Stress fallen lassen, einfach nur da sein, an nichts denken, bewusst und ruhig atmen, das ist für mich der Weg, meine eigene Kraft ganz deutlich zu spüren und mich zuversichtlich auf mein Ziel zu fokussieren.

Dann ging es an den Start. Nun galt es, langsam und ruhig zu beginnen und mich nicht durch das viel schnellere Tempo der 6-Stunden-Läufer und der 24-Stunden-Staffelläufer mitreißen zu lassen. Langsam und ruhig, um meinen eigenen, schönen und entspannten Laufrhythmus zu finden. Dabei hilft mir immer sehr die Musik, denn ich mag es, wenn ich beim Laufen, unterstützt durch einen motivierenden Song, eine Gänsehaut bekomme und dadurch wie auf einer Welle getragen werde …

Die ersten vier Stunden liefen wie von allein. An einem Punkt der 1,6 Kilometer langen Strecke gab es eine Verpflegungshütte, die ich regelmäßig anlief, um meinen Flüssigkeits- und Energiebedarf zu decken. Diese Hütte wurde von Maria aus Bernau unterhalten, einer Seele von Mensch. Was wären solche Laufveranstaltungen ohne die vielen ehrenamtlichen Helfer, die aus reiner Liebe zum Sport einen so großartigen Job machen?

In unregelmäßigen Abständen machte ich kleine zehn- bis dreißigminütige Laufpausen, lief dann wieder zwei bis drei Stunden, um dann, je nach Schmerzempfinden und Ruhebedürfnis, meine Beine hochzulegen und zu meditieren. Das klappte ganz gut, und ich hatte ja den Luxus einer Liege, die ich mir in meinem kleinen Lager aufgestellt hatte, und der Rundum-Verpflegung in Marias Hütte.

Die Dunkelheit brach herein und im Lager der Läufer wurde es etwas ruhiger. Ich genoss es regelrecht, in dieser Atmosphäre zu laufen. Runde um Runde, Stunde um Stunde kam ich meinem Ziel näher. Um Mitternacht gönnte ich mir eine Stunde Ruhe auf meiner Liege, eingepackt im Schlafsack, um meinen strapazierten Beinen in erhöhter Position etwas Erholung zu schenken.

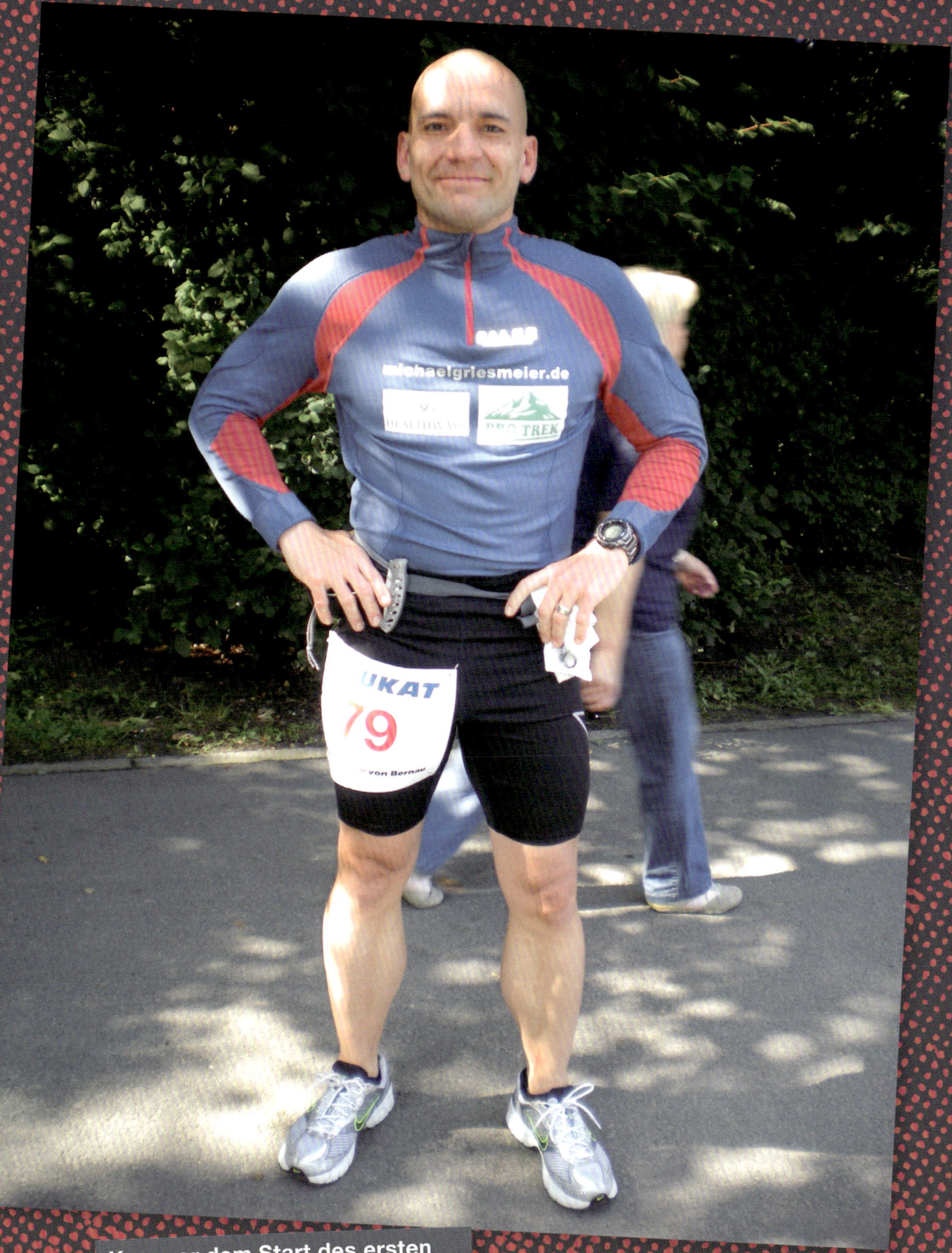

Kurz vor dem Start des ersten
24-Stunden-Spendenlaufes für die Flutopferhilfe
in Pakistan in Bernau/Brandenburg, 2010

Danach war es schwierig, wieder aus dem warmen Schlafsack zu kommen und die schmerzenden Beine zum Laufen zu bewegen. Aber ich hatte ja mein Ziel vor Augen und das duldete keine Schwäche.

Dann graute der Morgen. Mit allen Sinnen wahrzunehmen, wie die Natur erwachte, im Laufen die Geräusche und die Gerüche aufzunehmen, mich zu freuen, dass ich gesund bin, ein aktives Leben führen darf und dem Ziel wieder ein großes Stück näher gekommen bin – das war ein großartiges Erlebnis!

Nach etwa 20 Stunden wollte ich noch einmal für ein paar Minuten relaxen. Warm eingepackt lag ich da und wusste, dass es jetzt nur noch vier Stunden waren. Ich machte mich wieder auf den Weg und dann hatte ich es geschafft! Nach 24 Stunden und 121 Kilometern hatte ich meinen ersten 24er-Lauf absolviert. Überglücklich konnte ich endlich meine Schuhe ausziehen.

Am nächsten Tag suchte ich mir eine Organisation, der ich meinen bescheidenen Beitrag für die Pakistanischen Flutopfer zukommen lassen konnte. Am Ende überwies ich 600 Euro an die Hilfsorganisation. Es war ein gutes Gefühl, dass ich mit etwas, das ich gern machte, Gutes bewirken konnte. Aber ich merkte, dass es nicht sehr effektiv war, auf diese Art für aktuelle Katastrophengebiete Spenden zu sammeln, besonders wenn man in der Sportszene solch ein „Nobody" war wie ich.

DER MEGAMARATHON

Im Herbst 2010 kam mir während eines wunderbaren Trainingslaufes die Idee, eine Winterlaufaktion zu machen. Ich wollte 150 Kilometer nonstop von Berlin nach Senftenberg in Brandenburg laufen, um dort gleich im Anschluss an einem Hallen-Ultramarathon von 50 Kilometern teilzunehmen. Mit dieser Aktion wollte ich finanzielle Mittel für herz- und krebskranke Kinder sammeln. Für die Planung und Ausführung hatte ich nur noch drei Monate Zeit. Ich erhielt unglaublich wertvolle Hilfe von Mascha Labischinski und Mirko Baschetti. Mascha ist Werbetexterin und Mirko, wie bereits erwähnt, Inhaber einer eigenen Werbeagentur. Beide sagten mir ihre ehrenamtliche Unterstützung zu. Wenn man Projekte dieser Art durchführen möchte, braucht man einfach Hilfe von Menschen, die ebenso wie man selbst an das Gute glauben und neben ihrem stressigen Alltag die Zeit finden, solche Aktionen zu unterstützen.

Mascha erstellte Sponsorenanschreiben und Pressemitteilungen und ersann auch den Namen „Megamarathon". Mirko brachte mal eben meine Homepage auf den neuesten Stand. So gestärkt und unterstützt, machte ich mich an die Sponsoren-Akquise und benachrichtigte die Medien. Nebenbei ging ich meinen zwölfstündigen Tages- und Nachtschichten nach und trainierte fleißig. Während ich die genaue Strecke gemeinsam mit meinem Kumpel Mario und meiner damaligen Lebensgefährtin Birgit plante, konnte ich einen großen Radiosender von meiner Aktion überzeugen. Dieser sendete einen Live-Unterstützungsaufruf, woraufhin sich der Brandenburger Fuhrunternehmer Torsten Jung meldete und uns ein Begleitfahrzeug für dieses Event zur

Verfügung stellte. Des Weiteren berichtete die *Berliner Morgenpost* in einem ganzseitigen Artikel über mein noch kurzes Leben als Läufer. Über *Facebook* und über meine Website lud ich zum Mitlaufen ein. Da aber meine Planung eine viel zu kurze Vorlaufzeit hatte, konnte ich trotz unzähliger Spendenanfragen an große Unternehmen keine nennenswerten Gelder akquirieren. Deshalb sammelte ich im engsten Kollegenkreis und später im Ziel bei den aktiven Läuferkollegen in Senftenberg. Rückblickend muss ich zugeben, dass man die ganze Aktion besser hätte durchdenken können, aber ich wollte damals einfach etwas bewegen, nicht einfach nur herumsitzen und planen, sondern echte Aktionen starten.

Endlich war es so weit: Am 22. Januar 2011 ging es morgens um sechs Uhr vom Brandenburger Tor los. Bei frostigen minus 3 °C konnte sich wohl niemand so recht erbarmen, ein Stück der Strecke mitzulaufen. Nur meine Crew, das heißt konkret Birgit und Mario, stand mir zur Seite.

Eine kleinere Operation sechs Wochen zuvor hatte mich in meinem Training etwas zurückgeworfen und mein Laufpensum glich eher dem eines Sportlers, der für einen Halbmarathon trainiert – dennoch spürte ich keine Zweifel in mir. Körperliche Voraussetzungen sind das eine, die mentale Basis ist das andere. Letzteres ist meines Erachtens weitaus entscheidender für den Erfolg.

Ich hatte mein klares Ziel vor Augen und den unbändigen Willen, diese 150 Kilometer nach Senftenberg zu laufen. Wenn ich nicht völlig davon überzeugt gewesen wäre, dass ich meinen Körper mental zu Höchstleistungen bringen kann, wäre ich dieses Projekt nicht angegangen. Ich habe im Nachhinein ganz klar bewiesen, dass man auch als „Lauf-Greenhorn" mit fleischloser Ernährung vermeintlich Extremes schaffen kann. Dies alles – davon bin ich überzeugt – ist auch ohne nennenswerte Laufvorbereitung möglich, wenn man seinen Kopf richtig programmiert!

Hoch motiviert, mental topfit und mit einem Körper, der sich wohlfühlte, startete ich nun den Lauf meines Lebens. Die Luft war kühl, aber wunderbar klar, der Morgen graute langsam und der Mond war noch zu sehen, die Straßen waren leer, und ich freute mich unheimlich auf diese Stunden des Laufens.

Bekleidet war ich mit zwei Langarm-Shirts und einer langen Lauftight. Darüber trug ich noch eine Sporthose, Handschuhe und eine Laufjacke. Meinen Trinkrucksack hatte ich ebenfalls umgeschnallt und meine Füße waren bekleidet mit Laufsocken und meinen nagelneuen gepolsterten Laufschuhen. (Für diese Strecke vertraute ich trotz regelmäßigem Einsatz von Barfußlaufschuh-Modellen auf herkömmlich gepolsterte Schuhe.) Auf dem Kopf trug ich einen Netzschal, welcher sehr praktisch war, da ich ihn als Halstuch, aber auch als Mütze nutzen konnte.

Die ersten Kilometer führten mich hinaus aus Berlin, sodass ich nach etwa zwei Stunden links von mir den Flughafen Schönefeld sehen konnte. Die Landstraße war immer wieder einmal sehr glatt, aber ich kam dennoch sehr schnell und gut voran. Mario und Birgit fuhren immer einige Hundert Meter voraus und passten auf, dass ich mich nicht verlief. Ich lief gegen die Fahrtrichtung, damit ich heranfahrende Autos rechtzeitig sah und auch gesehen werden konnte.

Etwa jede Stunde nahm ich etwas Bananen-Studentenfutter-Haferflocken-Wasser-Smoothie (Rezept siehe Seite 118) oder Trockenobst zu mir. Im Verlauf des Tages aß ich auch mal ein Stück Kuchen und abends, als wir in einer wunderbaren Pizzeria einkehrten, eine Pizza.

Nach etwa sechs Stunden waren wir in Richtung Königs-Wusterhausen unterwegs. Die Sonne schien und die Temperaturen lagen jetzt über dem Gefrierpunkt, sodass ich mich meiner Jacke und meiner Handschuhe entledigen konnte.

Meine Beine liefen locker und leicht. Es ging leichter, als ich dachte. Wahnsinn …

Bisher hatte ich mich nach dieser Laufzeit immer schon quälen müssen oder die ersten Wehwehchen waren aufgetreten – doch an diesem Tag war mein Geist total frisch. Ich fühlte mich großartig!

Nach etwa acht Stunden machten sich langsam meine rechte Wade und die hinteren Oberschenkelmuskeln bemerkbar. Mein Körper verlor zunehmend die „Lust" am Laufen. Da half nur eins – weiterlaufen und die Lustlosigkeit ignorieren.

Mario und Birgit kannten sich sehr gut, sodass es ihnen beim Hinterherfahren nach eigener Aussage nie langweilig wurde. Ich finde es wichtig, dass es in einer Crew nicht um Eitelkeiten und Kompetenzgerangel geht, denn das Ziel muss für alle Beteiligten immer klar im Mittelpunkt stehen. Meine Begleitcrew war wirklich ein sehr gutes Beispiel für ausgezeichneten Teamgeist und für die Fähigkeit, immer zu wissen, was gerade getan werden musste.

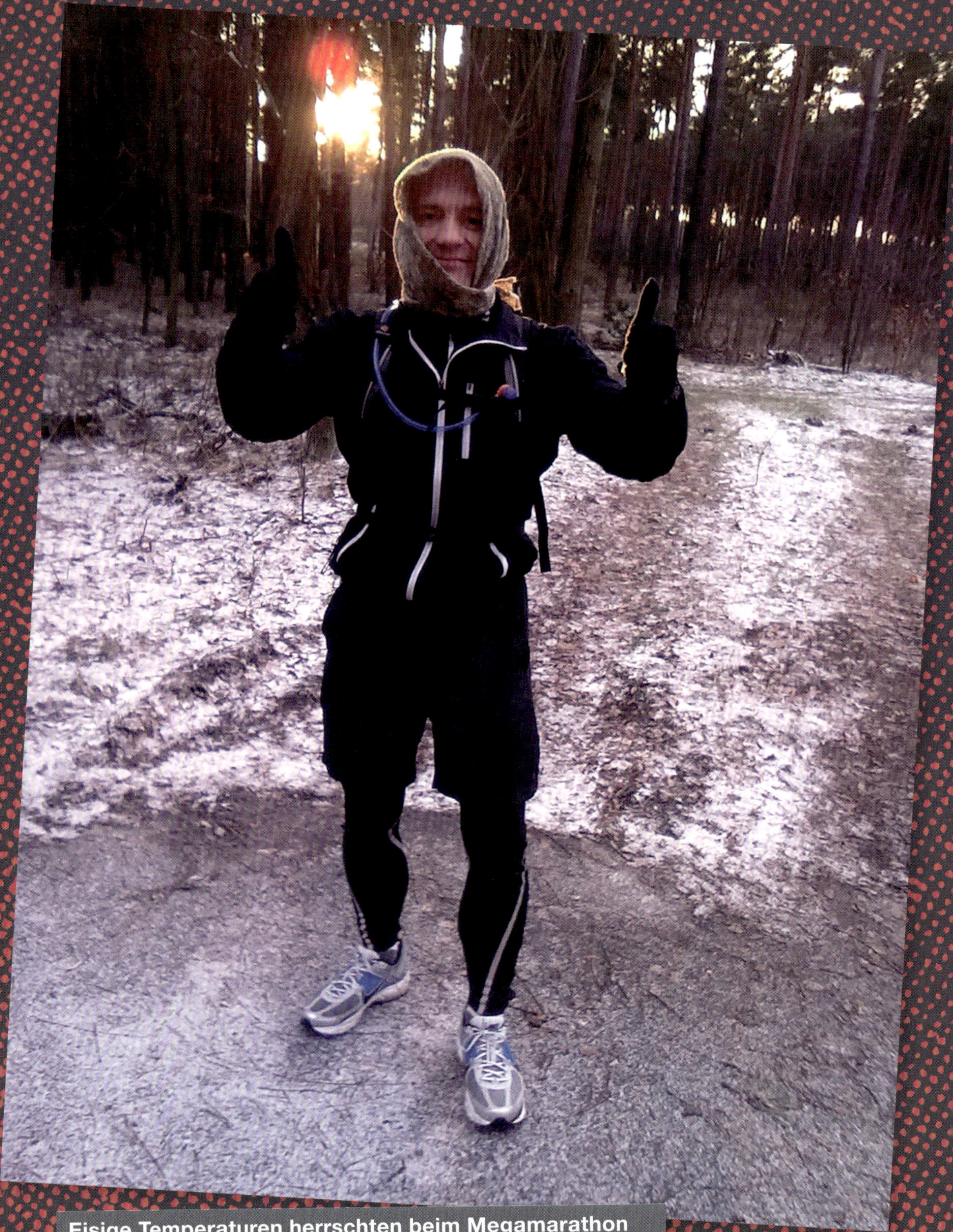

Eisige Temperaturen herrschten beim Megamarathon
(150 Kilometer) zugunsten herz- und krebskranker Kinder
von Berlin nach Senftenberg/Brandenburg.

Wenn es möglich war, versuchte ich abseits der Straße im Wald zu laufen. Ich mochte es, diesen wunderbaren weichen Waldboden unter meinen Füßen zu spüren, die Düfte der Natur wahrzunehmen und ihre Schönheit zu sehen.

In Baruth machten wir gemeinsam eine ausgiebige Pause in einem köstlichen und freundlichen italienischen Restaurant. Schuhe aus, auf die Toilette gehen, die Glatze waschen und den Tag auf diese Weise einfach ausklingen lassen. Es ist schon bemerkenswert, wie man seinem Körper signalisiert, dass er gleich wieder gern, federleicht und voller Energie weiterlaufen darf – einfach nur, indem man sich wieder auf den Weg macht und die Bleib-doch-stehen-Attacken wahrnimmt, ihnen aber nicht nachkommt. Die Pause in der Pizzeria hatte mich, nachdem ich zwölf Stunden gelaufen war, etwas müde werden lassen. Doch als ich dann wieder einen Fuß vor den anderen setzte, einfach weiterlief, fühlte ich mich nach kurzer Zeit wieder so wie zu Beginn dieses Lauftages.

Rechts hinter mir, in etwa zwanzig Metern Entfernung, fuhr Mario mit dem Begleitfahrzeug. Ich lief vorweg, trug eine Warnweste, eine Stirnlampe und ein Blinklicht am Trinkrucksack. Die Autofahrer waren sicher verwundert über den kopftuchtragenden Stirnlampen-Bummel-Zug, der ihnen da mitten in der Nacht entgegenkam. Einmal hielt neben mir ein Fahrzeug und ein Mann, ebenfalls mit Warnweste bekleidet, fragte mich, ob er mich mitnehmen könne. Ich erklärte ihm, warum ich hier des Nachts herumgeistere. Daraufhin wünschte er mir noch viel Glück und Erfolg und fuhr weiter. Diese positiven zwischenmenschlichen Augenblicke waren eine zusätzliche Motivation für mich und trieben mich voran.

Gegen 21 Uhr, kurz vor Luckau, fühlten sich meine Beine immer noch leicht an. Doch die Fußsohlen begannen zu schmerzen, aber das war zu ertragen. Ich musste aber auch immer im Hinterkopf behalten, dass ich mich nicht völlig verausgaben durfte, da ich ja noch am Ziel in Senftenberg einen 50-Kilometer-Hallenmarathon zu laufen hatte.

Um kurz vor 1 Uhr begann es zu schneien, sodass ich mich entschied, die Schuhe zu wechseln, um meine Füße und auch die Schuhe zu schonen. Bei dem Versuch, in meine wasserabweisenden Trial-Laufschuhe zu kommen, merkte ich, dass meine Füße geschwollen waren. Also entschied ich mich für mein zweites Paar der gleichen Schuhe, mit denen ich bisher gelaufen war. Da ich immer versuchte, von der Straße herunterzukommen, passierte es, dass ich einen verschneiten und leicht zugefrorenen Bach für einen Weg hielt und sogleich mit dem rechten Fuß in das Eis einbrach. Ich musste sofort wieder in mein erstes paar Schuhe wechseln und gab jetzt acht, dass die Schuhe trocken blieben, da ich sie für den Hallen-Ultra noch brauchte und nasse Füße absolut hinderlich waren.

Die letzten 30 oder 40 Kilometer waren hart, extrem anstrengend, denn meine Beine verließ jetzt, kurz vor dem Ziel, die Kraft. Verständlich, aber ich versuchte, mein Tempo zu halten und legte, um den Beinbizeps zu entlasten, entspannende Gehpausen ein. Es funktionierte!

Gegen 4 Uhr 30 am Morgen erreichten wir endlich die Niederlausitzhalle in Senftenberg. Es war vollbracht! Wir drei waren total erschöpft, und nachdem wir in die leere Halle gelassen wurden und uns auf Hochsprungmatten zur Ruhe begeben konnten, war die Welt wieder in Ordnung. Um 6 Uhr 30 wachte ich auf, ich duschte und massierte meine Beine sowie meine Fußsohlen ein wenig. Ich fühlte mich nach der warmen Dusche wieder topfit und einsatzbereit. Ich konnte es selbst kaum glauben. Die ersten Läufer, die in die Halle kamen, wurden von mir gleich an die Spendenurne gebeten.

Als der Startschuss für den Hallenmarathon fiel, war ich guter Dinge. Ich konnte ein für mich ordentliches Tempo halten, vermisste aber den Platz und die Ruhe, die das Laufen draußen geboten hatten. Nach einigen Runden wurde ich langsamer und die hintere Oberschenkelmuskulatur schaffte es kaum noch, meine Fersen anzuheben. Meinem Körper fehlte die Kraft …

Nach 150 Kilometern und gerade einmal zwei Stunden Pause war es schwer, dem Körper noch einmal zu befehlen, einen Wettkampf zu laufen. Ich tat es trotzdem, wurde dabei aber langsamer und langsamer. Ich zog meine Laufschuhe aus und lief auf Socken weiter. Was auch zuerst hervorragend war, denn ich konnte so Tempo aufnehmen und wurde wieder zuversichtlicher. Leider brannten meine Fußsohlen nach einigen Runden wie Feuer, sodass ich sie mit Tape umwickelte, damit sie nicht aufscheuerten. Die Tartanbahn einer Sporthalle ist leider nicht der beste Untergrund für einen Lauf ohne Schuhe. Ich vermisste meine *Fivefingers*, meine Barfußlaufschuhe. In den *Fivefingers* war ich vor genau zwei Jahren in dieser Halle meinen ersten Marathon gelaufen.

Aber es nützte alles nichts, mein Körper und mein Geist waren müde und kaputt, mein Magen rebellierte, wollte Nahrung nicht mehr richtig annehmen.

Die Beinbizepse waren erschöpft und nach 15 Kilometern und 60 Runden gab ich auf.

Für mich als Läufer und Mensch war dieses Abenteuer „Megamarathon" ein voller Erfolg. Ich habe sehr kostbare Erfahrungen machen dürfen und wirklich bewiesen, dass man auch ohne viel Training, drei Monate nach einem 121-Kilometer-Lauf und trotz krankheitsbedingter Laufunterbrechung seine Grenzen überwinden konnte. Mit einer vegetarischen Ernährung, die überwiegend aus „lebenden", also fleischlosen Nahrungsmitteln bestand, durch regelmäßige Meditation und einen gesunden Glauben an mich und meine Fähigkeiten hatte ich über mich hinauswachsen können. Meine Überzeugung wurde immer tiefer: Jeder von uns kann das! Jeder kann eine Leistung aus sich herausholen, die ihn selbst überrascht!

Wie schon gesagt, ich hätte das Ganze besser planen müssen, denn in Hinblick auf den Spendenerfolg muss ich unumwunden von einer Pleite sprechen … Gerade mal 300 Euro waren zusammengekommen. In Zukunft, nahm ich mir vor, würde ich nicht nur Wert auf meine mentale und körperliche Vorbereitung legen, sondern auch die logistischen Dinge anders anpacken.

ERSTER VEGANER WELTREKORD!

Menschen, die mich kennen, wissen, dass ich immer schon die nächste Aktion im Hinterkopf habe. So war es auch dieses Mal. Die ursprüngliche Inspiration für meine nächste Aktion, die meinen weiteren Lebensweg nun endgültig ebnen sollte, kam allerdings von Mirko Baschetti, dem Fachmann für Marketing. Er meinte, um noch mehr Aufmerksamkeit für meine fleischlose Ernährungsform zu erreichen, solle ich einen neuen Weltrekord aufstellen.

Keine schlechte Idee, dachte ich, und sah mir an, was es schon alles auf diesem Gebiet gab. Und das, was es gab, war mir nicht extrem genug und außerdem zu wenig spektakulär. Und dann kam mir plötzlich während eines Trainingslaufes DIE IDEE: Ich werde einen Weltrekord im 6-Stunden-Treppenlaufen mit einem 30-Kilo-Rucksack aufstellen. Auch wenn ich vorher noch nie ernsthaft Treppen gelaufen war und seit meiner Bundeswehrzeit keinen 30-Kilo-Rucksack mehr geschultert hatte, wusste ich sofort, dass das genau mein Ding war …

Jeder, dem ich begeistert davon berichtete, schüttelte mit dem Kopf und machte mir wenig Hoffnung, dass ich das schaffen würde. Und das war genau die Ausgangsposition, die ich brauchte, um diese auch für mich unglaubliche körperliche Leistung anzugehen. Erst einmal besuchte ich einen Outdoor-Ausstatter und ließ mir einen 30-Kilogramm-Rucksack packen. Das erste

Aufsetzen war, gelinde gesagt, schockierend. Ich hatte nicht damit gerechnet, dass so ein Ding auf dem Rücken so schwer war. Ich lief beladen einige Minuten durch den Laden und war danach total erschöpft. Und gerade deswegen empfand ich es als die richtige Herausforderung. Es fühlte sich richtig und gut an. Das war es!

Um dieser Aktion auch wirklich die Aufmerksamkeit zukommen zu lassen, die sie verdiente, wollte ich mit einer Tierrechtsorganisation zusammenarbeiten. Reine Spendenaktionen erschienen mir, nach meinen vorherigen Erfahrungen, nicht nachhaltig und effektiv genug. Zudem wollte ich den Fokus meines Tuns ganz klar auf die körperliche Belastbarkeit sich fleischlos ernährender Sportler richten. Da kam mir spontan die Albert-Schweitzer-Stiftung für unsere Mitwelt in den Sinn. Mir gefiel, wie sie sich auf eine höchst kompetente Art und Weise für das Wohl der Tiere und somit auch für uns Menschen und die Natur einsetzt. Ich schrieb sofort Mahi Klosterhalfen, den Geschäftsführer der Stiftung, an und schilderte ihm mein Vorhaben. Er schien begeistert und wir vereinbarten einen Termin, um uns persönlich zu treffen.

Ich würde nun vielleicht die Chance haben, mit einer so wunderbaren und renommierten Organisation zusammenzuarbeiten und fühlte mich wirklich geehrt. Aber ich wollte nicht zu euphorisch sein, denn die Vergangenheit hatte mich gelehrt, dass die anfängliche Euphorie für eine Sache bei entscheidenden Personen oft nur gespielt und nicht wirklich ernst gemeint war.

Währenddessen besorgte ich mir einen tauglichen Rucksack und belud ihn mit Hantelscheiben und Decken. Jetzt musste noch eine geeignete Trainingslocation gefunden werden, die auch gleichzeitig als Ort taugte, an dem ich diesen Weltrekord aufstellen konnte. Da ich in unregelmäßigen Abständen sehr gern im Buddhistischen Haus in Berlin/Frohnau meditieren gehe, kamen mir die 72 Stufen in den Sinn, die es dort gab. Vom ersten Tag an hatten sie mir Respekt eingeflößt – und nun wusste ich, dass ich an diesem Ort meinen Weltrekord aufstellen würde.

Dann stand der Termin mit der Albert-Schweitzer-Stiftung an. Und ich saß an einem großen Tagungstisch mit Mahi Klosterhalfen und dem Marketingmann Jan Peifer, der mit der Stiftung zusammenarbeitet. Es war von Anfang an eine herzliche, lockere und offene Atmosphäre. Mahi und ich waren sofort auf einer Wellenlänge. Und so machten wir uns an die Planung dieses Weltrekords.

Mein Tagesablauf war nun folgender: Ich absolvierte meine zwölfstündigen Tages- bzw. Nachtschichten bei der Berliner Polizei und ging zusätzlich neben dem Lauftraining zweimal in der Woche je eine Stunde die Treppen des Buddhistischen Hauses mit meinem 30-Kilogramm-Rucksack hinauf und hinab. Anfangs war es sehr schwierig, denn die Rucksackgurte schnitten tief in meine Schultern ein, während meine Rückenmuskulatur sowie meine Beine bei jedem Schritt schmerzten. Dennoch blieb ich dabei und gab mich diesem harten Training weiter hin, allerdings niemals mehr als eine Stunde pro Tag und das zweimal wöchentlich. Ich hatte ein gutes Gefühl, dass das für den Tag X ausreichen würde.

Bei einem Pressetermin im Buddhistischen Haus wurde ich interviewt und fotografiert. Durch den folgenden Artikel in der Berliner Zeitung wurde eine RBB-Redakteurin auf mich aufmerksam. Sie wollte eine Art Homestory über mich und meinen Weltrekordversuch machen. Begeistert sagte zu und wenig später standen ein Tonmann, ein Kameramann und die besagte Redakteurin samt Filmutensilien in meiner Wohnung. Das gab mir die Gelegenheit, meine Botschaft einer breiteren Fernsehöffentlichkeit zu verkünden. Auch für eine Radioreportage stand ich zur Verfügung, und zum ersten Mal hatte ich das wunderbare Gefühl, dass ich nun mithilfe der Medien wirklich etwas mit meiner Aktion bewegen konnte.

Ich berichtete regelmäßig auf meiner Website und auf *Facebook* aus meinem Alltag, und so langsam baute sich eine richtige Fangemeinde auf, die wiederum anderen von mir erzählte und so diese tierleidfreie Lebensalternative auch auf diesem Wege in die Welt hinaustrug.

Der Beitrag über mich im RBB-Fernsehen trug dazu bei, dass Menschen, die den Begriff „veganer Treppenlaufweltrekord" hörten, oft sagten, dass sie den Beitrag gesehen und nie gedacht hätten, dass Menschen, die sich so ernähren und so leben (als ob man ein Außerirdischer wäre …), solche Dinge vollbringen könnten.

Im Laufe der Planung überlegten wir, diesen Weltrekordversuch doch vom Buddhistischen Haus in das höchste Hotel Deutschlands am Berliner Alexanderplatz zu verlegen. Gespräche mit den Verantwortlichen des Hotels verliefen vielversprechend und gut, aber ich wollte, dass Zuschauer dabei sein konnten – und in einem engen Treppenhaus bei Neonlicht und schlechter Luft wollte ich meinen Körper auch nicht unbedingt sechs Stunden lang schinden.

Da es ja ein offiziell anerkannter Weltrekord werden sollte, mussten gewisse administrative Vorkehrungen getroffen werden. Baupläne mussten her, um die Strecke genau vermessen zu können. Eine geeichte Waage musste organisiert und Personal bzw. offizielle Mitarbeiter akquiriert werden, die jede gelaufene Treppenstufe und Sekunde genau beurkunden sollten.

So trafen wir uns also am 11. September 2011 um 9 Uhr morgens im Buddhistischen Haus in Berlin, um die letzten Vorbereitungen zu treffen. Die gesponserte geeichte Waage musste aufgestellt, Stände aufgebaut und Ausrüstungsgegenstände ausgepackt werden. Ich polsterte meine Rucksackschultergurte noch ein wenig und wog den fertigen Rucksack. Da noch ein paar Gramm bis zu den 30 Kilo fehlten, gab mir Mahi einige Albert-Schweitzer-Broschüren mit ins Gepäck, bis das erforderliche Gewicht erreicht war. Die offiziellen Helfer tauschten letzte Instruktionen aus, und wenige Minuten vor dem Start „durfte" ich, mit den Gedanken schon ganz bei der anstehenden Tortur, eine Rede vor laufenden Kameras halten. Dann war es so weit. Ich war mit meinem Rucksack beladen und alle Anwesenden zählten laut die letzten Sekunden bis zum Start herunter. Dann startete die bis dahin größte körperliche Herausforderung meines Lebens.

Während des Laufs hörte ich viel Musik, um meinen Kopf freizubekommen, meinen Rhythmus zu finden und völlig in meine eigene kleine Welt einzutauchen. In dieser Welt gab es keine Schmerzen, nur eine angenehme Art der Leere, Zufriedenheit und Zeitlosigkeit. Ich musste sehr aufpassen, dass ich mit dem Gewicht auf dem Rücken nicht ins Stolpern geriet. Und da die Stufen sehr unterschiedlich in ihrer Höhe und Beschaffenheit waren, dauerte es lange, bis ich meinen Rhythmus fand. Manchmal nahm ich meine kleine Nichte oder den Jungen eines Freundes an die Hand und so hatte ich ein wenig Ablenkung von den Schmerzen, die nach drei Stunden langsam stärker wurden. Manchmal lief auch eine Zeit lang ein Zuschauer mit mir, wenn es offensichtlich wurde, dass die Schmerzen groß waren. Meine damalige Lebensgefährtin Birgit und die wunderbaren Menschen aus dem Organisationsteam waren ebenfalls immer für mich da und haben mir so über viele Stunden der Schinderei hinweggeholfen. Der zwischendurch aufflammende Beifall, wenn ich mal wieder oben angekommen war, tat natürlich auch sehr gut.

So lief ich Stufe um Stufe hinauf und dann wieder hinab … in einem immer wiederkehrenden Einerlei. Als Nahrung dienten mir einige Bananen und meine

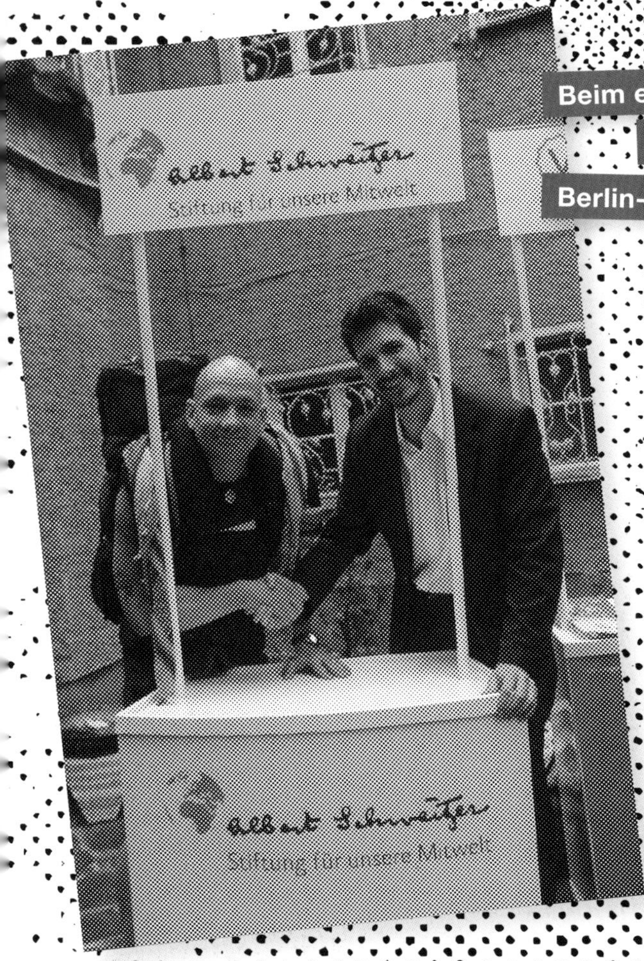

Beim ersten veganen Weltrekord 2011, auf den Treppen des buddhistischen Hauses in Berlin-Frohnau (mit Mahi Klosterhalfen –

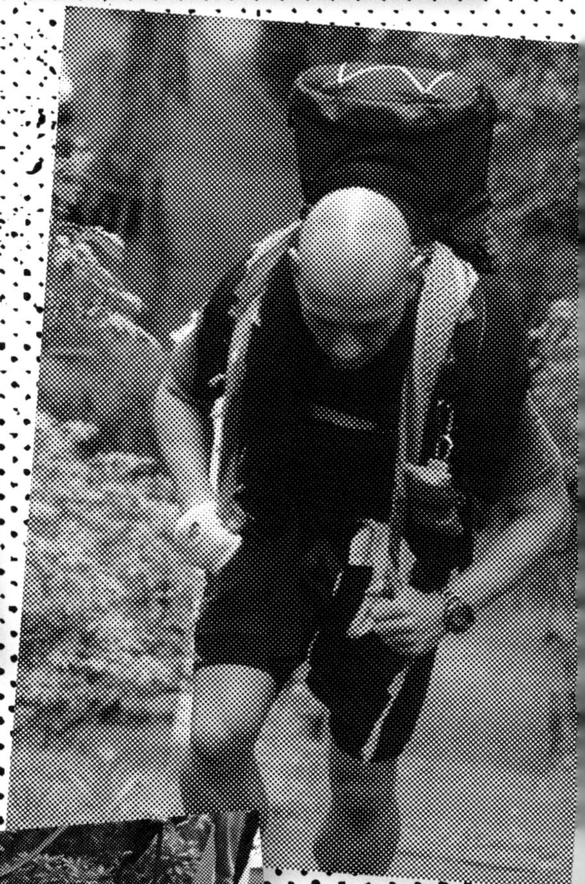

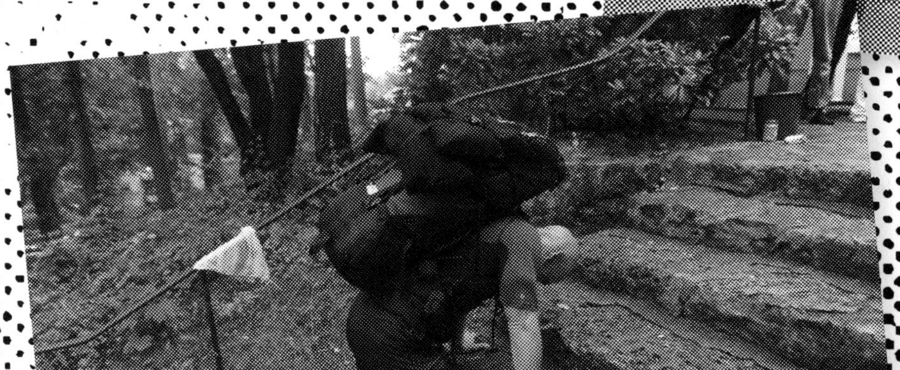

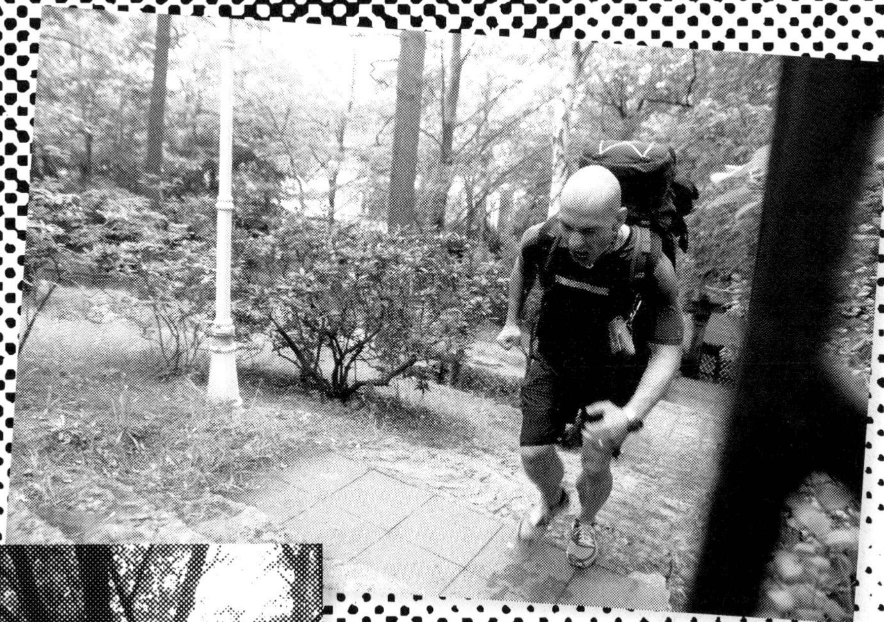

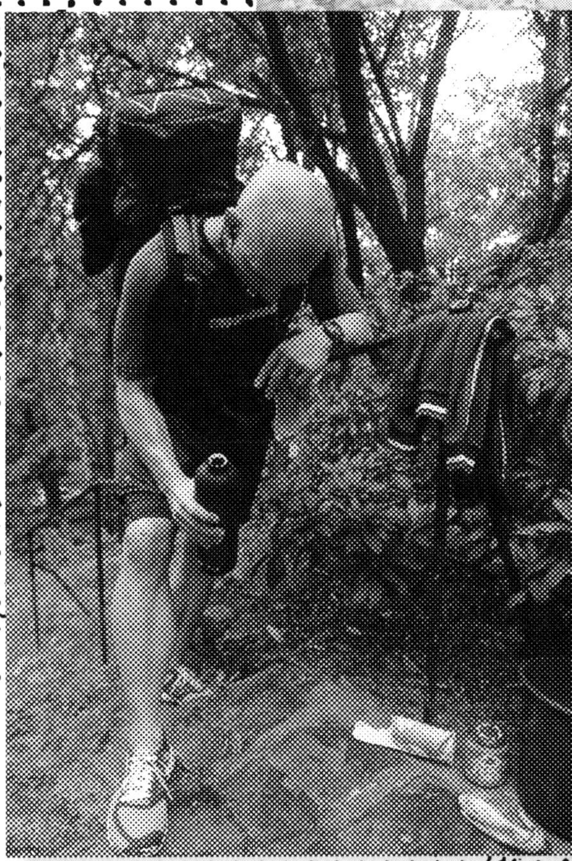

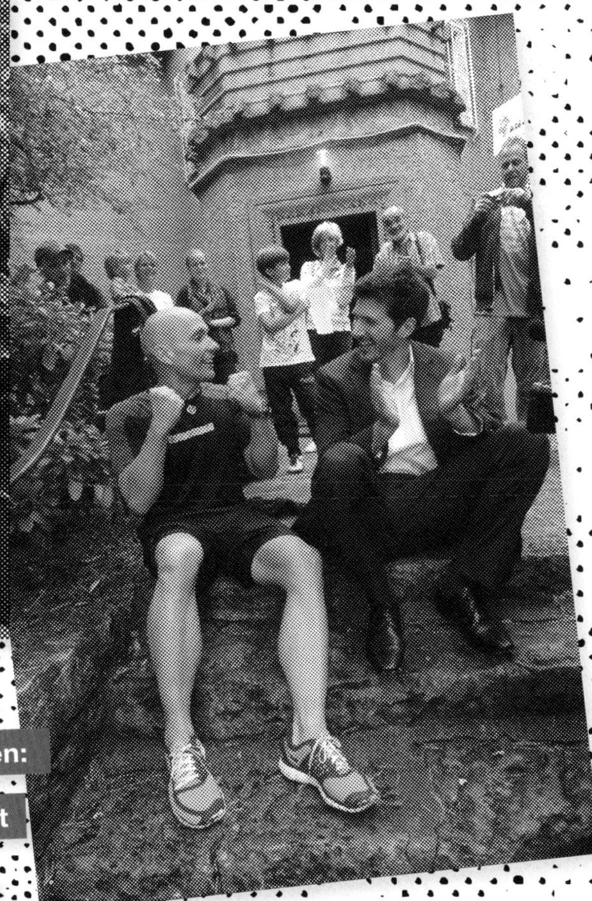

links oben: kurz vor dem Start; rechts unten: nach den sechs Stunden ist es geschafft und alle sind überglücklich!)

in Gläsern von mir selbst abgefüllten Smoothies, die aus Bananen, Wasser und Studentenfutter bestanden. Das reichte, bis nach fünfeinhalb Stunden auf einmal die ersten heftigen Wadenkrämpfe begannen, immer abwechselnd links und rechts. In diesen Phasen blieb ich stehen oder musste teilweise einige Stufen auf allen vieren bewältigen. War das das Aus? Meine Mutter fragte nur immer verständnislos und voller Sorge meinen Vater, warum ich denn nicht endlich abbreche, um diesem Wahnsinn ein Ende zu setzen. Rein körperlich war ich am Ende, ganz klar, und das Risiko, gerade beim Hinabgehen mitsamt dem schweren Rucksack zu stürzen, war enorm groß. Zudem bemerkte ich, dass ich Gleichgewichtsstörungen bekam. Kurzum, mein Körper sendete dreißig Minuten vor meinem Ziel eindeutige Signale: Bis hierhin und nicht weiter!

In dieser Situation passierte etwas, das ich als eines meiner tiefsten emotionalen Erlebnisse beschreiben würde. Ich hatte auf einmal dieses unermessliche Tierleid vor Augen. Ich sah die Schweine, wie sie verzweifelt der Reihe nach in einer nicht enden wollenden Kette des Leides ihrem Tod entgegenliefen. Ich sah in diese verzweifelten Augen und wusste, dass ich nicht das Recht hatte, jetzt aufzugeben. Diese Lebewesen haben keine Wahl. Sie sterben und nur wenige Menschen interessiert das. Aber gerade auf ihr Leid wollte ich mit dieser Aktion ja die Aufmerksamkeit der Menschen richten. Ich wollte diesen Tieren mit meinem Weltrekord eine Stimme geben. Zudem dauerte mein Leiden nur ein paar Stunden, während ihres ihr ganzes Leben andauerte.

Unter Tränen richtete ich mich wieder auf und schlug verzweifelt auf meinen Oberschenkel, so fest ich konnte. Ich signalisierte meinem Körper und meinem Geist, dass es jetzt weitergehen und dass es erst in dreißig Minuten zu Ende sein würde und nicht vorher. Nur ein Sturz oder ein Herzinfarkt hätten mich von meinem Ziel abbringen können. Ich lief wieder los – für die namenlosen leidenden Tiere. Ich wollte unbedingt ein Zeichen setzen, ein Zeichen dafür, dass es höchste Zeit war, umzudenken und andere Wege zu beschreiten. In diesem Augenblick wurde mir einmal mehr klar: DER WILLE ENTSCHEIDET!

Und er entschied. Ich fand wieder einen relativ krampffreien Rhythmus, bis ich die letzten Sekunden dem Ziel entgegensprintete, völlig losgelöst und unter Aufbietung all der mir noch zur Verfügung stehenden Energiereserven. Oben angekommen schrie ich mein Gefühl des Glücks und der Erleichterung heraus. Wir, alle Anwesenden, alle, die mit daran gearbeitet hatten, dass ich dieses Ziel „Weltrekord“ erreichen konnte, hatten es geschafft. Wir hatten vegane Geschichte geschrieben und ein Zeichen gesetzt gegen das Vergessen und gegen die Ignoranz.

Es war vollbracht. Ich hatte mein Bestes gegeben und hoffte nun, dass dieses Ereignis auch eine möglichst breite Öffentlichkeit erreichte.

Zu Hause angekommen, erreichte mich die Nachricht, dass mehr als zwanzig Zeitungen europaweit über diesen Weltrekord berichteten und dass meine Aktion sogar auf NTV im Video-Text stand. Das war schon komisch, all diese Dinge über sich selbst zu lesen. Irgendwie erschien mir alles nicht real. Was hatte ich da jetzt ins Rollen gebracht? Konnte ich der Verantwortung überhaupt gerecht werden?

Am nächsten Tag war ich erstaunt bzw. fast schon geschockt, wie schmerzfrei ich trotz der langen und schweren Tortur gehen konnte. Ich hatte einfach keine Schmerzen – weder in den Beinen noch in den Schultern. Unglaublich. Bis heute kann ich mir darauf keinen Reim machen. Bisher hatte ich nach ungewohnten körperlichen Belastungen immer etwas Muskelkater, und dieses Mal hatte ich während des Laufs nun wirklich mit extremen körperlichen Symptomen zu kämpfen gehabt, dennoch war ich komplett schmerzfrei. Lag es an der tiereiweißfreien Ernährung? Daran, dass mein Körper gestern etwas erlebt hatte, was so extrem war, dass er normale biologische Reaktionen einfach anzuzeigen „vergaß“? Am selben Tag rief ich einen bekannten Wissenschaftler und Arzt in der *Charité* an und schilderte ihm meinen Fall. Auch er konnte nicht erklären, warum mein Körper keinerlei Reaktion zeigte. Ehrlich gesagt, hatte ich nicht damit gerechnet, dass er eine Erklärung haben würde, aber ich wollte trotzdem die Meinung eines Fachmannes hören, der gerade auch auf diesem Gebiet umfangreiche Studien ausgeführt hatte.

Hier zeigte sich wieder einmal, wie extrem komplex und einmalig jeder von uns ist und dass nicht alles in dieser Welt rein rational erklärbar ist. Hier kam ich nur mit einem offenen Geist weiter, der das Rätsel ohne Lösung einfach akzeptieren konnte.

PLÄNE ÜBER PLÄNE

Nach diesem großen Erfolg wollte ich das Feuer weiter schüren, wollte weiter mit extremen Aktionen aufklären. So hatte ich noch weitere Pläne … große Pläne.

Es folgten zunächst von den Medien begleitete Auftritte bei Messen und anderen öffentlichen Veranstaltungen. Es wurden Artikel in Laufzeitschriften und Magazinen über mich veröffentlicht und ich bekam Interview-Anfragen für Bücher und Zeitungen. Diese Dinge sind mir nach wie vor sehr wichtig, da ich so die Gelegenheit habe, mit den Menschen in Kontakt zu kommen, und ihnen beweisen kann, wie gut eine fleischlose Ernährung funktioniert.

Nachdem es etwas ruhiger um meine Person wurde, konnte ich meine nächsten Aktionen planen. Mit meinem guten Freund Andreas Bender, der eine Werbefirma in Offenbach betreibt und sehr engagiert darauf achtet, ethisch einwandfrei zu leben und zu arbeiten, besprach ich einige Ideen.

Wir hatten schon einige Aktionen sehr konkret ausgearbeitet, doch leider scheiterte vieles im letzten Augenblick an den finanziellen Möglichkeiten. Nicht weil wir uns etwas in die eigenen Taschen wirtschaften wollten, sondern weil einfach alles seinen Preis hat. Wir merkten schnell, dass es sehr schwierig ist, in Vollzeit berufstätig zu sein und nebenbei Projekte zum Laufen zu bringen, die eine große Vorlaufzeit benötigen. Aber ich bin einfach ein Mensch, der aktiv sein, in Bewegung bleiben und Grenzen verschieben will, jemand, der das Planen eher als lästig empfindet und lieber einfach draufloslaufen will. Andreas und ich machten einige sehr merkwürdige Erfahrungen mit Menschen, die ihre Zusagen nicht einhielten oder schlicht ihren Job nicht ordentlich erledigten. Das nahm uns Energie und störte mich ungemein, weil mir meine Botschaft so wichtig ist. Natürlich weiß ich, dass es nicht immer optimal laufen kann und dass Enttäuschungen zum Geschäft dazugehören. Nicht jeder geht mit so einer Überzeugung und so einem großen Willen an Dinge heran wie ich. Ich liebe einfach, was ich tue, und bin deshalb auch in der Lage, meine persönlichen Grenzen zu überschreiten.

Zermürbt und ausgebremst von unvorhergesehenen Schwierigkeiten im Planungsbereich, meldete ich mich im September zu einem 24-Stunden-Lauf an. Ganz anonym, ohne Presse. Ich wollte beim wettkampfmäßigen Laufen zu mir kommen, sehen, was möglich ist. Ich fühlte mich gut und hoch motiviert. Aber es sollte alles ganz anders kommen. Auf den Punkt gebracht, habe ich nach 19 Stunden Laufen eingesehen, dass meine läuferische Leistung nicht annähernd dem entsprach, was ich erreichen wollte. Ich merkte, dass ich einfach keine Lust mehr hatte zu laufen. Ich fühlte mich ein bisschen wie *Forrest Gump*, der nach unzähligen Kilometern die Laufschuhe an den Nagel hängt, weil er keinen Sinn mehr darin sieht, in dieser Weise weiterzumachen. In dieser Nacht entschied ich, mich auf meine zweite große sportliche Stärke zu konzentrieren … den Muskelaufbau. Hatte ich nicht in diesem Bereich noch eine Rechnung offen? Ich beschloss, den Lauf abzubrechen, etwas, was bislang für mich unvorstellbar gewesen wäre. Vielleicht hätte ich unter großen Qualen bis zum Schluss durchhalten können, aber wozu?! Mein Körper war mir in diesem Moment einfach zu schade. Vor meinem geistigen Auge war ich schon wieder ganz woanders. Meine Entwicklung ging ja weiter und das verstand ich in diesem Augenblick. Loslassen, Neues ausprobieren und anpacken, genau das motivierte mich.

Michael Griesmeier im Gespräch mit Dirk Grosser

SCHMERZ – WIE ÜBERSCHREITET MAN GRENZEN?

Dirk Grosser: *Gerade in der Bodybuilding-Szene, in der du ja auch lange aktiv warst, hört man gern den Satz „No pain, no gain" (Ohne Schmerz kein Erfolg). Wie stehst du zu diesem Thema?*
Michael Griesmeier: Ganz klar, ohne Schmerz, ohne Leiden kann man die persönlichen Grenzen nicht überwinden. Ich bitte aber auch zu bedenken, dass es mindestens genauso wichtig ist, Körper und Geist nach der Belastung ausreichend Ruhe zu gönnen. Viele hoch motivierte Menschen scheitern auf dem Weg zu ihrem Ziel, weil sie beispielsweise im Fitnessstudio oder beim Marathontraining stundenlang alles geben, sich aber keine ausreichende Erholungsphase

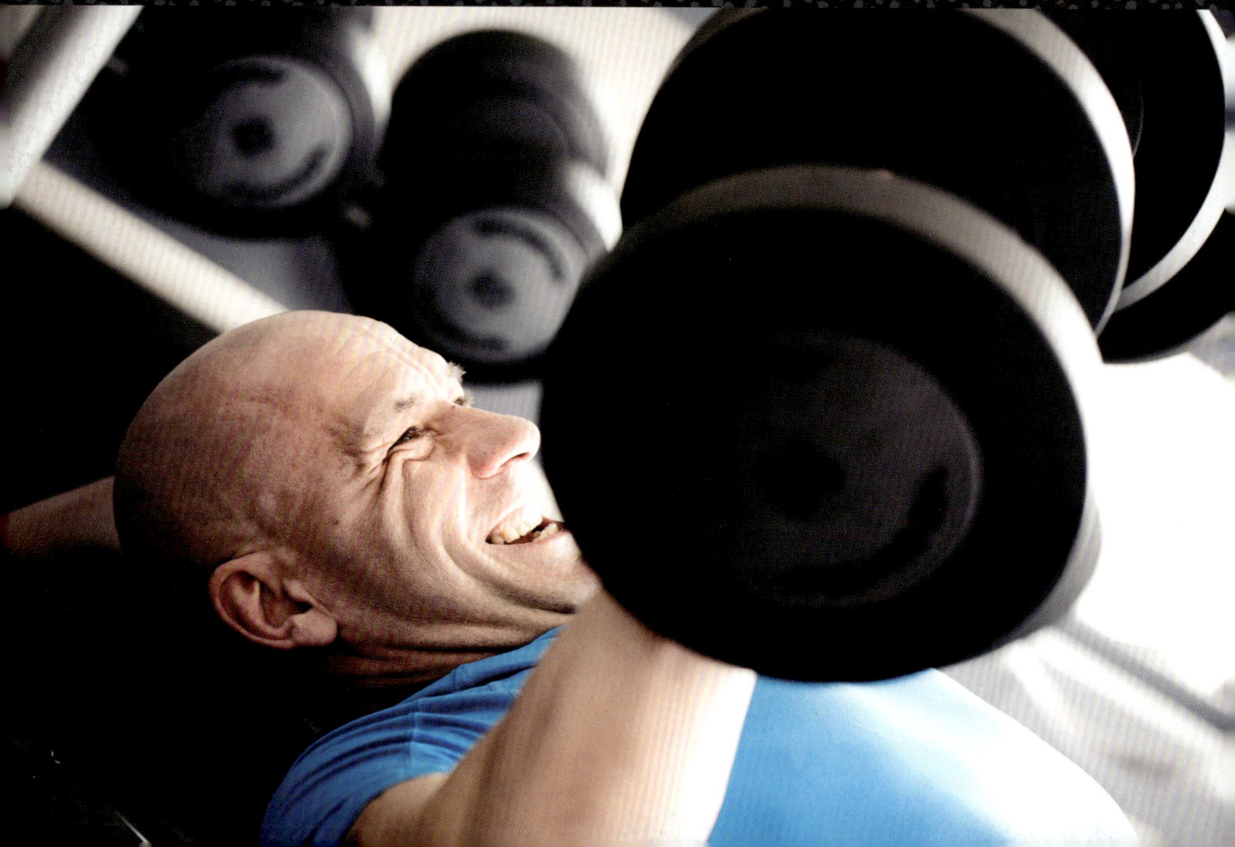

danach gönnen. Diese braucht unser Körper aber, um die Systeme wieder stärker und leistungsfähiger als vor der Belastung aufzubauen.

Die Regeneration ist einer *der* Schlüssel. Sie ist genauso wichtig wie die Belastung. Diese Regel gilt im Übrigen auch für Menschen, die gerade erst mit dem Sport beginnen, um zum Beispiel Gewicht zu reduzieren.

Mit kleinen Schritten dem großen Ziel entgegenstreben. Sich Zeit nehmen, ohne Hast und mit der Gelassenheit eines weisen Kriegers – so wird es funktionieren.

DG: *Wie motivierst du dich, weiterzumachen, wenn beim Sport die Muskeln vor Erschöpfung brennen oder dein ganzer Körper dir sagt, dass er einfach nicht mehr kann?*
MG: Wie schon gesagt, ich mache einfach weiter. Der unbeugsame Wille ist die Grundvoraussetzung. Er ist der Treibstoff, der mich immer weitergehen lässt. Als kurz vor dem Ende meines Weltrekordversuchs meine Beine versagten, habe ich heftig mit meinen Fäusten auf meine Oberschenkel geschlagen, um meinem Geist zu signalisieren, dass ich bereit bin, jeden Schmerz zu akzeptieren, aber auf gar keinen Fall aufgeben würde. Mir schossen plötzlich Tränen in die Augen, weil ich an die Bilder der vor Verzweiflung quiekenden Schweine in den Schlachtereien vor Augen hatte, ihre flehenden Blicke fühlte. Von da an waren die Schmerzen wie weggeblasen. Ich konnte die letzten Sekunden sogar die Treppe hinauf dem Weltrekord entgegensprinten. Das kann man sehr eindrucksvoll auf *YouTube* unter dem Stichwort „Treppenlaufweltrekord" sehen.

Bei einem Ultralauf kam es auch schon vor, dass auf einmal ein Muskel im Oberschenkel so heftig schmerzte und ich einige Zeit nur humpelnd weiterlaufen konnte. Ich drückte in diesen Momenten mit meinem Daumen so heftig in das Zentrum des Schmerzes, dass der ursprüngliche Schmerz sich auflöste und ich den Rest des Laufes schmerzfrei hinter mich bringen konnte – eine wirklich erstaunliche Erfahrung, die aber wahrscheinlich jeder Ultraläufer kennt. Ansonsten gehört ein Erschöpfungsschmerz für mich gerade bei Ultraläufen dazu, den kenne ich und den beachte ich auch nicht weiter.

DG: *Schmerz gilt ja eigentlich als Notsignal des Körpers. Ist es sinnvoll, dieses Signal zu überhören und einfach weiterzumachen?*
MG: Das kommt darauf an. Es ist ja völlig normal, dass der Körper irgendwann Schmerzsignale sendet, gerade wenn der Geist zuvor schon eine Weile versucht hat dem Ganzen durch die ständige Wiederholung von Sätzen wie „Was tust du hier eigentlich? Brich das jetzt ab und geh duschen!" ein Ende zu setzen. Für mich war es immer sinnvoll und auch zielführend weiterzumachen. Das muss im Endeffekt jeder für sich selbst einschätzen und mit sich selbst ausmachen in so einer Situation. Bei mir ist es so, dass ich ein tiefes Vertrauen in meinen Körper habe und auch von der Kraft meines Willens überzeugt bin. Ich kenne die körperlichen Signale und weiß, dass sie genau so dazugehören wie auch die Momente, in denen man völlig losgelöst und schmerzfrei weiterarbeitet.
Ich bin der Meinung, dass unser Körper im Zusammenspiel mit unserem Geist Unglaubliches leisten und auch ertragen kann. Wenn während einer sportlichen Leistung wirklich etwas so im Argen ist, dass die Gefahr einer ernsthaften Verletzung besteht, erkennt man den Unterschied sofort.

DG: *Wie unterscheidest du den Schmerz, den es zu überwinden gilt, und den Schmerz, der eine möglicherweise ernste Verletzung anzeigt?*
MG: Ich unterscheide nicht, ich suche nach Lösungen im jeweiligen Augenblick. Ich kann den Schmerz annehmen und einfach ertragen, weil ich ja weiß, dass es spätestens im Ziel vorbei ist. Oder ich erzeuge einen Gegenschmerz, in dem ich heftig auf die schmerzende Stelle drücke. Sicherlich gäbe es für mich auch Grenzen, wenn ich beispielsweise merken würde, dass mein Herz-Kreislauf-System nicht mehr „normal" arbeitet. Oder dass etwas reißt oder bricht. Dann würde ich nicht mehr weitermachen, um Langzeitschäden zu vermeiden.

Im Jahr 2012 habe ich einen 24-Stunden-Lauf nach 19 Stunden abgebrochen, weil ich merkte, dass ich psychisch total fertig war. Ich fing zwischendurch immer wieder an zu heulen. Ich musste erkennen, dass das Laufen mir zu diesem Zeitpunkt einfach keinen Spaß mehr machte. Also brach ich das Rennen ab und fing am nächsten Tag wieder an, im Fitnessstudio Muskeln aufzubauen.

Ich denke, dass alles im Leben seine Zeit hat. Wenn es etwas gibt, egal was, das einem keine Freude mehr bereitet, und man es nur noch aus einem inneren Zwang heraus tut, dann ist man darin auch nicht mehr gut. Ich denke, dann steigt auch die Verletzungsgefahr. Die Stärke eines Menschen ist es meiner Meinung nach, Dinge nach einiger Zeit auch mal zu hinterfragen und bei bestehenden Zweifeln den Mut zu haben, etwas zu verändern und Neues ins Leben zu lassen. So funktioniert persönliches Wachstum, nur so geben wir uns selbst die Chance, uns zu entwickeln.

DG: *Neben dem Schmerz ist auch Angst eine Grenze, zum Beispiel beim Klettern. Hast du auch Erfahrungen in dieser Richtung? Kannst du auch die Angst „abschalten"?*

MG: Bei meinen Aktionen spielte Angst bislang keine Rolle. Es reizt mich aber sehr, zum Beispiel bei einer Arktisdurchquerung völlig neue Belastungen und auch Ängste zu erfahren – und dann zu lernen, damit umzugehen. Ich habe großen Respekt vor Menschen, die ohne Sicherungsseil als Freeclimber stundenlang in einer fast senkrechten Felswand klettern. Ich denke, dass man zum Beispiel auch die Höhenangst durch Training und ein Sich-der-Angst-Stellen überwinden kann.

Ich glaube, bei sportlichen Leistungen spielt die Angst zu versagen eine größere Rolle – eine Angst, die viele Menschen daran hindert, erfolgreich zu sein, sowohl im Sport als auch im Beruf. Letztlich gibt es diese Angst nur, weil es in unserer Gesellschaft als Makel gilt, wenn man etwas abbricht oder nicht schafft. Dabei ist es wichtig, durch vermeintliche Niederlagen hindurchzugehen und immer wieder aufzustehen. Daran wächst man so lange, bis man irgendwann derjenige ist, den man morgens im Spiegel sehen möchte. Alles braucht seine Zeit und Erfolg ist so vielfältig wie das Leben insgesamt. Ich rate jedem, sich von anderen inspirieren zu lassen, aber nicht zu versuchen, vermeintlich erfolgreichere Menschen zu imitieren. Jeder hat hier seinen eigenen Weg zu gehen.

DG: *Hast du einen Tipp, wie man seine mentale Stärke aufbauen kann?*

MG: Mentale Stärke baut man zum einem über persönliche Erfolge auf, indem man beispielsweise auf dem Weg zum großen persönlichen Ziel die eigenen Grenzen ganz allmählich überwindet. Wenn man einige Male sehr schmerzhafte Grenzen überwunden hat, weiß man, dass man auch andere Dinge schaffen kann. So wird man von Grenze zu Grenze nicht nur mental, sondern auch körperlich immer stärker. Zum anderen hilft es sehr, wenn man sich bewusst macht, dass der Wille der wirklich bedeutende Antrieb des Menschen ist. Man kann noch so gut trainiert sein, eine optimale Ernährung haben, fantastisch ausgerüstet sein – wenn der Wille nicht stark genug ist, wird man seine Grenzen niemals überwinden. Man sollte nie an den eigenen Fähigkeiten zweifeln, sie stattdessen je nach Ziel formen und ausbauen, durch harte Arbeit festigen, sich selbst vertrauen und auch nach Niederlagen nicht aufgeben. Niederlagen gehören dazu und machen uns stark, wenn wir wieder aufstehen und weitermachen.

Vor meinem Treppenlaufweltrekord hatte ich ungefähr drei Monate Zeit, um mich auf diese für mich völlig ungewohnte Belastung einzustellen und körperlich fit zu machen. Das Mentale war mir aber immer schon mindestens ebenso wichtig, deshalb bin ich abends mit dem Gedanken eingeschlafen, wie ich Stufe für Stufe, schwer beladen mit dem 30-Kilo-Rucksack, erklimme. Und morgens war das auch mein erster Gedanke. So habe ich mich wochenlang mental auf den Weltrekord eingestellt.

Treppentraining absolvierte ich damals nur zweimal die Woche für etwa eine Stunde, aber mein mentales Training dauerte drei Monate, jeden Tag zweimal einige Minuten lang. Man sieht daran, wie wichtig es ist, auch gerade den Geist vorzubereiten, zu trainieren. Meditation und Autosuggestion können hilfreich sein, aber auch hier muss jeder sein eigenes „Erfolgsrezept" entwickeln.

BODYBUILDING, DIE ZWEITE

Im September meldete ich mich nach vierjähriger Hantelabstinenz also wieder in einem Fitnessstudio an. Mittlerweile wog ich „nur" noch knapp 75 Kilo und hatte zwar noch einen schlanken, sportlichen Körper, war aber eher drahtig als muskelbepackt. Ich begann gleich mit einem Splitprogramm. Mein Ziel war es, OHNE Anabolika und mit einer rein veganen Ernährung möglichst viel erstklassige Muskelmasse aufzubauen.

Am ersten Tag der Woche trainierte ich nur die Brust, den Trizeps, den Bauch und den Rückenstrecker. Der zweite Tag war einem Programm für Rücken, Schultern, Bauch und Rückenstrecker gewidmet. Die Beine, den Bizeps sowie wiederum Bauch und Rückenstrecker trainierte ich am dritten Tag. Zuerst einmal nur jeweils eine Übung pro Muskelgruppe, mit 10 bis 12 Wiederholungen zu 6 bis 8 Sätzen, sehr leicht und äußerst korrekt in der Ausführung. Am vierten Tag ging ich laufen.

Nach ungefähr 2 Wochen steigerte ich die Anzahl der Übungen, senkte die Anzahl der Wiederholungen und der Sätze. Ich merkte, dass mein Körper gut mit dem Training zurechtkam. Was ich im Spiegel sah, gefiel mir gut. Die Muskulatur wurde praller und massiger. Ich nahm unglaublich schnell wieder an Körperkraft zu, was mich zusätzlich motivierte. Nun gewöhnte ich mir wieder das regelmäßige Essen an. Als ich noch lief, reichten mir teilweise zwei

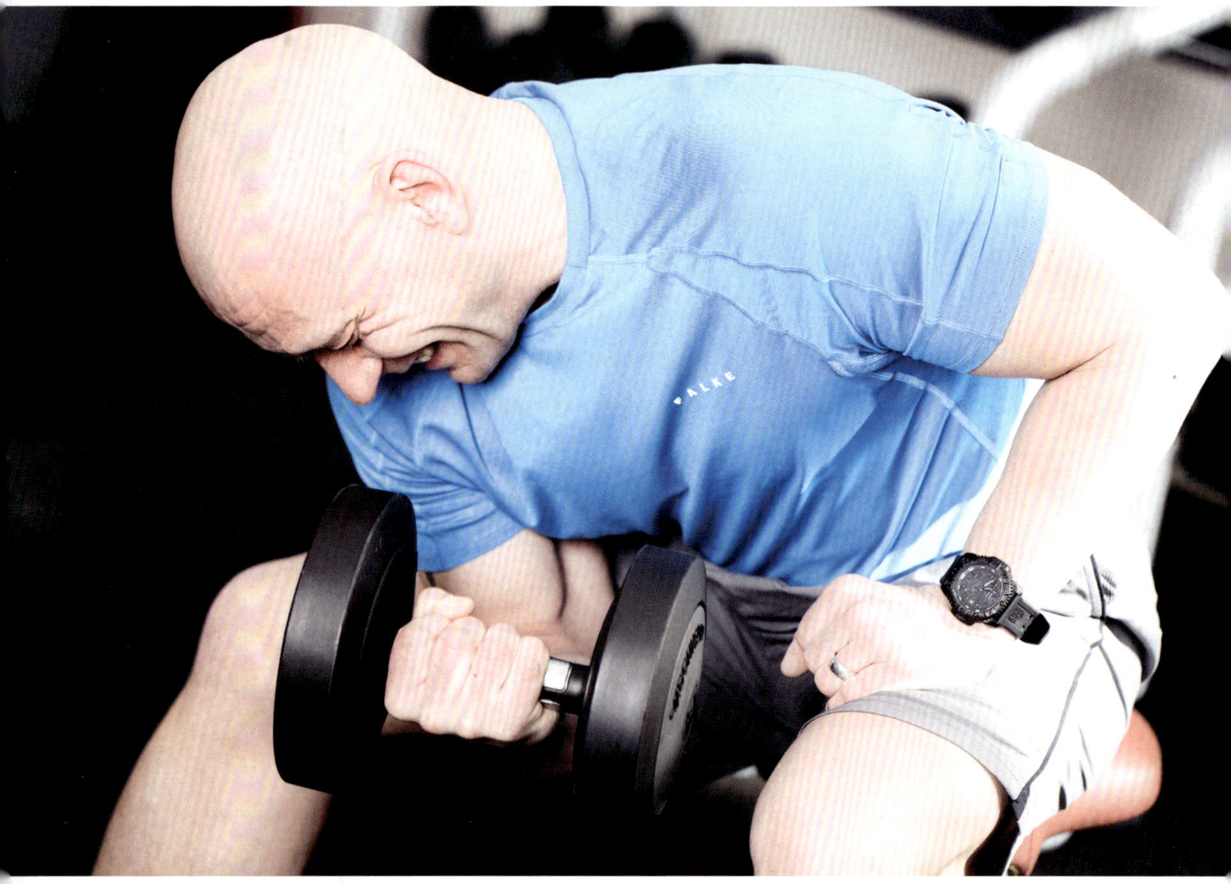

Mahlzeiten am Tag. Aber nun wollte ich ja an Muskelmasse zunehmen und das verlangte, dass ich regelmäßig und gut aß. Nach drei Monaten Muskeltraining steigerte ich mein Körpergewicht von 75 Kilo auf 85 Kilo. Mein Bizepsumfang wuchs von 38 Zentimeter auf 42 Zentimeter, mein Brustumfang von 110 auf 118 Zentimeter, im kalten Zustand gemessen. Ich war wieder auf Kurs und wo der Weg muskulär hinführt, werde ich sehen.

IST JETZT SCHLUSS MIT DEM EXTREMSPORT?

Griesmeier im Gespräch mit Dirk Grosser

Dirk Grosser: *Mittlerweile nimmst du nicht mehr an extremen Wettbewerben teil bzw. stellst dir selbst keine extremen Herausforderungen mehr. Ist das Thema „Extremsport" für dich erledigt?*
Michael Griesmeier: Keineswegs. Ich liebe es einfach, aktiv zu sein und immer wieder mal etwas „Extremes" in Angriff zu nehmen. Es mangelt mir dabei nicht an Ideen, sondern es ist eher eine Frage des Geldes und der Zeit für die Planung. Beispielsweise möchte ich unbedingt noch einmal eine Arktis- sowie eine Wüstendurchquerung machen. Am besten beides nacheinander. Also, liebe Sponsoren, wer hat Lust, mich dabei zu unterstützen? Das sind Dinge, die mich wirklich reizen.

DG: *Was haben dich deine Leistungen über dich selbst gelehrt? Hast du dich als Mensch besser kennengelernt?*
MG: Ich habe gelernt, dass es für mich keine Grenzen mehr gibt. Weder in meinem persönlichen Denken noch körperlich. Ich bin viel cooler, selbstbewusster und offener geworden. Wenn man irgendwann wirklich bereit dazu ist, sein Leben entscheidend zu verändern und auch seine gewohnte Komfortzone zu verlassen, um Altes durch Neues zu ersetzen, dann entdeckt man, wie viel unglaubliches Potenzial in einem selbst steckt. In solchen Augenblicken lernt man sich auf eine wunderbar motivierende Art und Weise neu kennen. Und es kann sein, dass man sich dadurch praktisch neu erfindet.

DG: *Bist du insgesamt entspannter geworden?*
MG: Auf jeden Fall. Was soll mir im Leben noch passieren? Ich habe durch viele Erfahrungen, vor allem aber durch meinen Sport, gelernt, dass es nichts bringt, zu lamentieren oder aufzugeben. Es ist schlicht dumm und wenig zielführend, die Schuld bei anderen zu suchen. Ich weiß, dass ALLES im Leben von mir abhängt und ich

selbst „meines Glückes Schmied" bin. Ich bin das, was ich denke und fühle.

DG: *Hat dein Körper unter diesen Leistungen langfristig gelitten?*
MG: Nein, im Gegenteil. Er ist mit der Belastung gewachsen. Ich gebe ihm allerdings auch immer genügend Zeit, sich zu erholen.

DG: *Gibt es etwas, was dich wieder dazu bringen könnte, noch einmal solche extremen Leistungen in Angriff zu nehmen?*
MG: Ja, das Gefühl, dass es an der Zeit ist, etwas Neues zu wagen. Ich bin ein Mensch, der gern Neues ausprobiert, und lasse mich einfach vom Leben leiten und inspirieren. Wenn sich ein Sponsor findet, der an meine Botschaft der fleischlosen Ernährung glaubt und mich darin unterstützt, diese zu verbreiten, dann würde ich, wenn der finanzielle Rahmen stimmt, mit der Planung und dem Training beginnen. Es kann ja auch sein, dass ein Ölscheich aus Dubai wünscht, dass ich sechs Stunden lang den Burj Khalifa, das höchste Gebäude der Welt und damit wohl auch das Gebäude mit den meisten Stufen der Welt, hinauf- und hinunterlaufe. Das ist ja das Wunderbare im Leben, man weiß nie, was noch kommt. Man muss allzeit bereit sein!

ZUM THEMA „VERANTWORTUNG“

Michael Griesmeier im Gespräch mit Dirk Grosser

Dirk Grosser: *Deine sportlichen Leistungen waren zum großen Teil als Aktionen angelegt, die Aufmerksamkeit auf gewisse Punkte lenken wollten: Tierschutz, Umweltschutz, die Verantwortung, die wir als Menschen für unsere Welt tragen … Ist Verantwortung generell ein großes Thema für dich?*
Michael Griesmeier: Verantwortung zu tragen ist mein großes Thema im Leben. Diese Verantwortung habe ich schon immer gespürt und sie hat sich auf vielerlei Weise in meinem Leben bemerkbar gemacht, ob das nun bei der Armee war oder aber bei meinen Aktionen zum Tierschutz. Diejenigen, die selbst keine Möglichkeit haben, für sich und ihre Rechte einzustehen, brauchen andere, die dies für sie tun. Irgendjemand muss bereit sein, diese Menschen oder eben die Tiere zu schützen und ihnen zu helfen. So habe ich meine Zeit bei der Bundeswehr als auch meine sportlichen Aktionen empfunden.

DG: *Wie siehst du die Rolle des Menschen innerhalb der Lebensgemeinschaft dieses Planeten?*
MG: Wir Industrienationen, die ja gerade einmal 20 Prozent der Erdbevölkerung ausmachen und 80 Prozent der Erdressourcen verbrauchen, sind mittlerweile zu einer existenzbedrohenden Spezies für Mutter Erde geworden. Uns haben die Industrialisierung, die Gier nach immer mehr Gütern und eine globalisierte Marktwirtschaft weitestgehend zu verantwortungslosen „Konsumkrüppeln“ gemacht, die jedes Problem, das aus ihrem Lebensstil erwächst, einfach verdrängen. Wir leben, indem wir nur noch von der Natur nehmen, obwohl doch eigentlich jeder weiß, dass Leben ein ewiges Geben und Nehmen ist. Was im gesellschaftlichen Zusammenleben gilt und ja auch schon in der eigenen Familie und der Schule gelehrt wird bzw. als selbstverständlich ist, gilt natürlich erst recht im größeren Zusammenhang der Natur. Wir Menschen sind trotz Smartphones

und Glitzerwelt immer noch Teil dieser wunderbaren Natur. Die ständig präsente Werbung und weite Teile der Wirtschaft haben uns zu ethischen Versagern gemacht. Wir sehen grausame Bilder und verdrängen diese sofort. Sehr beliebt ist es dann, Aussagen zu treffen wie: „So ist die Welt, da kann ich als Einzelner nichts tun." Dabei fängt Veränderung immer mit dem eigenen Wollen an, das man selbst hinterfragen muss: Will ich sinnlose Tierversuche? Will ich, dass bedingt durch meinen Fleischkonsum jede Minute ein Kind in der sogenannten Dritten Welt verhungert? Will ich, dass 99 Prozent des von mir konsumierten Fleisches aus Massentierhaltung stammen, dass eine Industrie im Akkord rund um die Uhr Leben für mich auslöscht, damit ich eine billige Bratwurst essen kann, die mich am Ende auch noch krank macht?

Ich habe da vierzig Jahre lang selbst mitgemacht, ich habe alles verdrängt, obwohl ich informiert war. Ich dachte, dass es keine Alternativen gibt, dass alles nun einmal so ist, wie es ist, und habe nur mich und meinen Spaß im Vordergrund gesehen, wollte nicht anecken und nicht anders sein.

Auch jetzt, nachdem ich das Fleisch und weitestgehend alle tierischen Produkte von meinem Speiseplan gestrichen habe, bin ich natürlich auch immer noch Teil dieses Systems, aber ich versuche mich weiterzuentwickeln, ich versuche Zusammenhänge zu verstehen. Ich verdränge viel weniger und fühle Schuld. Das klingt vielleicht zuerst negativ, aber um mich wirklich zu ändern, muss ich meine Verantwortung erkennen. Und wenn wir diese Verantwortung erkennen, bemerken wir auch unsere Mitschuld, die für uns zu einer großen Motivation werden kann. Wer will sich schon freiwillig schuldig fühlen? Also muss man etwas ändern …

Perfekt ist niemand, ich auch nicht. Ich bin kein notorischer Weltverbesserer, kein Gutmensch, kein permanenter Ankläger, auch ich fahre weiterhin Auto, kaufe ab und an im Discounter ein und esse hin und wieder Butter, Eier und Käse. Ich habe ein Smartphone, lebe nicht im Wald und schaue gern sonntagabends den Tatort. Es geht hier nicht um Schwarz und Weiß. Es geht mir persönlich darum, dass ich bewusst konsumiere, dass ich gewisse Dinge ändere und durch leidfreiere Alternativen ersetze. Ich finde es toll, wenn mir Menschen schreiben, dass sie statt sechsmal in der Woche Fleisch nur noch dreimal die Woche „Totes" essen. Das ist ehrenhaft und verantwortungsvoll. Jeder hat sein Tempo und natürlich auch ich. Ich habe mich einige Zeit lang strikt vegan ernährt und tue das die meiste Zeit auch immer noch. Aber mir schmeckt zum Beispiel die Butter einfach besser als Margarine und der echte Käse ist auch um Längen leckerer als die vegane Alternative. Für viele bin ich deshalb inkonsequent, schwach und ein „Verräter". Weil ich mich ja eine Zeitlang als veganen Extremsportler bezeichnete. Dazu stehe ich und bezeichne mich deshalb heute auch nicht mehr als „vegan". Ich mag diese Schubladen einfach generell nicht. Sie grenzen andere ab und aus, sie verhindern Entwicklung, statt sie zu fördern. Ich habe andere ausgegrenzt und verurteilt und fühlte mich einfach nicht mehr wohl mit dieser Geisteshaltung. Ich bin ich und du bist du. Jeder tut sein Bestes, so wie er kann und will, mit all den möglichen Konsequenzen. Es gibt Grauzonen und das ist auch gut so. Sich informieren, Dinge ausprobieren, Alternativen entdecken und anders als bisher handeln, das kann jeder, ohne sich zu überfordern.

DG: *Was ist die Aufgabe des Einzelnen, was die der Politik?*
MG: Wir haben die Verantwortung, uns zu informieren und zu hinterfragen, wo unsere Lebensmittel herkommen und was zu ihrer Erzeugung nötig ist. Wir müssen uns fragen, warum eine bestimmte Industrie will, dass ich etwas Bestimmtes konsumiere. Und wir müssen uns nach leidfreieren Alternativen umsehen. Oft sind es – wie in der Milch- und Fleischindustrie offensichtlich – rein wirtschaftliche Aspekte, die im Vordergrund stehen. Da wird geworben und geworben, es werden obskure Studien angeführt, die belegen sollen, wie gesund die „Produkte" sind.

Dabei wird völlig übersehen, dass es hier eben nicht um Produkte geht, sondern um Lebewesen, die ebenso wie wir eine reiche Gefühlswelt haben.

Man sollte abwägen, was und wie viel man wirklich braucht. Was macht mich eher krank und was ist einfach nur Gewohnheit? Wenn wir Verbraucher gewisse Dinge nicht mehr en masse kaufen, wird irgendwann logischerweise auch weniger davon produziert. Die Politik ist an Wachstum interessiert. Sie handelt erst einmal für das Wohl der Unternehmen. In allen Bereichen. Unser System ist darauf ausgelegt, eine stetige Nachfrage zu befriedigen und dementsprechend zu produzieren. WIR ALLE steuern diese Nachfrage. Nicht die Politik. Die Politik schafft immer nur die Rahmenbedingungen. Es ist also leider so, dass jeder von uns in der Verantwortung steht, denn WIR schaffen den Markt und den Bedarf. Das ist eigentlich ganz einfach.

DG: *Ich denke, dass Kinder ein ganz selbstverständliches Umweltbewusstsein haben – einfach deshalb, weil sie Tiere lieben. Wie, meinst du, kann man dieses Empfinden fördern?*
MG: In dem man ihnen einfach schon früh genug fairerweise erzählt, woraus diese „Bärchenwurst" besteht: Dass dafür die süßen „Schweinchen Babe" im Akkord getötet wurden. Man muss die Kinder nicht mit schockierenden Bildern konfrontieren, aber man kann ihnen die Wahrheit sagen und sollte das auch tun. Kinder haben noch diese ungetrübte Empathie, die gilt es einfach zu erhalten. Aber wie immer sind wir die Vorbilder. Was wir ihnen vorleben, übernehmen sie. Deshalb ist es wichtig, sie nicht zu belügen. Wenn sie wüssten, was sie da essen und wie es produziert wird, würden sie viel öfter auch auf die leckeren Wiener Würstchen verzichten.

DG: *Was ist deine Hoffnung für diese Welt?*
MG: Dass wir uns irgendwann wieder als Teil der Natur sehen und wahrnehmen. Wir sollten verstehen, dass wir nicht Teil der Banken, der Großkonzerne und der Werbeindustrie sind, sondern empfindsame, intelligente und starke Menschen, die – egal, wo sie auf der Welt leben – das gleiche Recht auf Leben haben und ein kleiner aber entscheidender Teil der Natur sind. Zudem sollten wir verstehen, dass es in der Natur keine „Nutztiere", „Labortiere" oder „Haustiere" gibt, sondern dass jedes Individuum seine Daseinsberechtigung und die Chance auf ein artgerechtes Leben verdient.

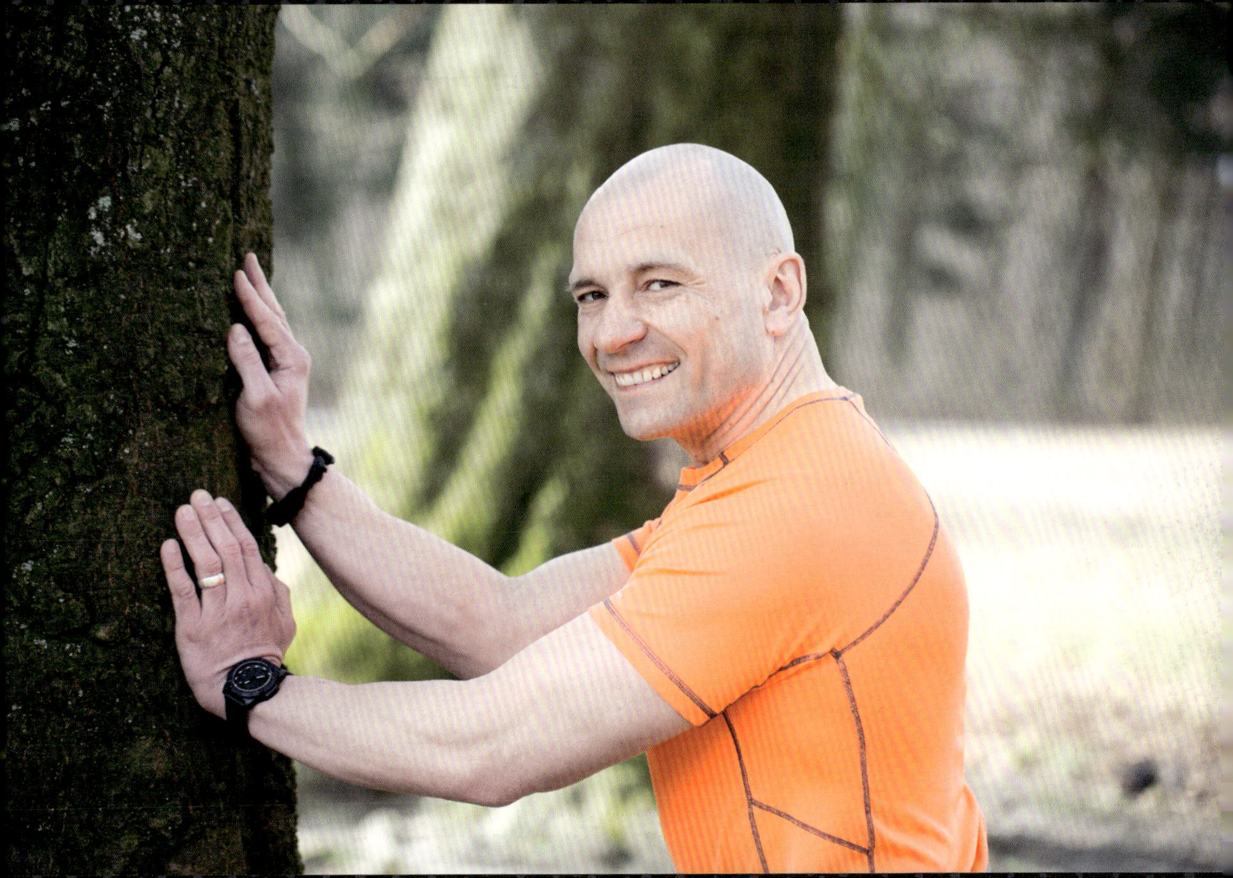

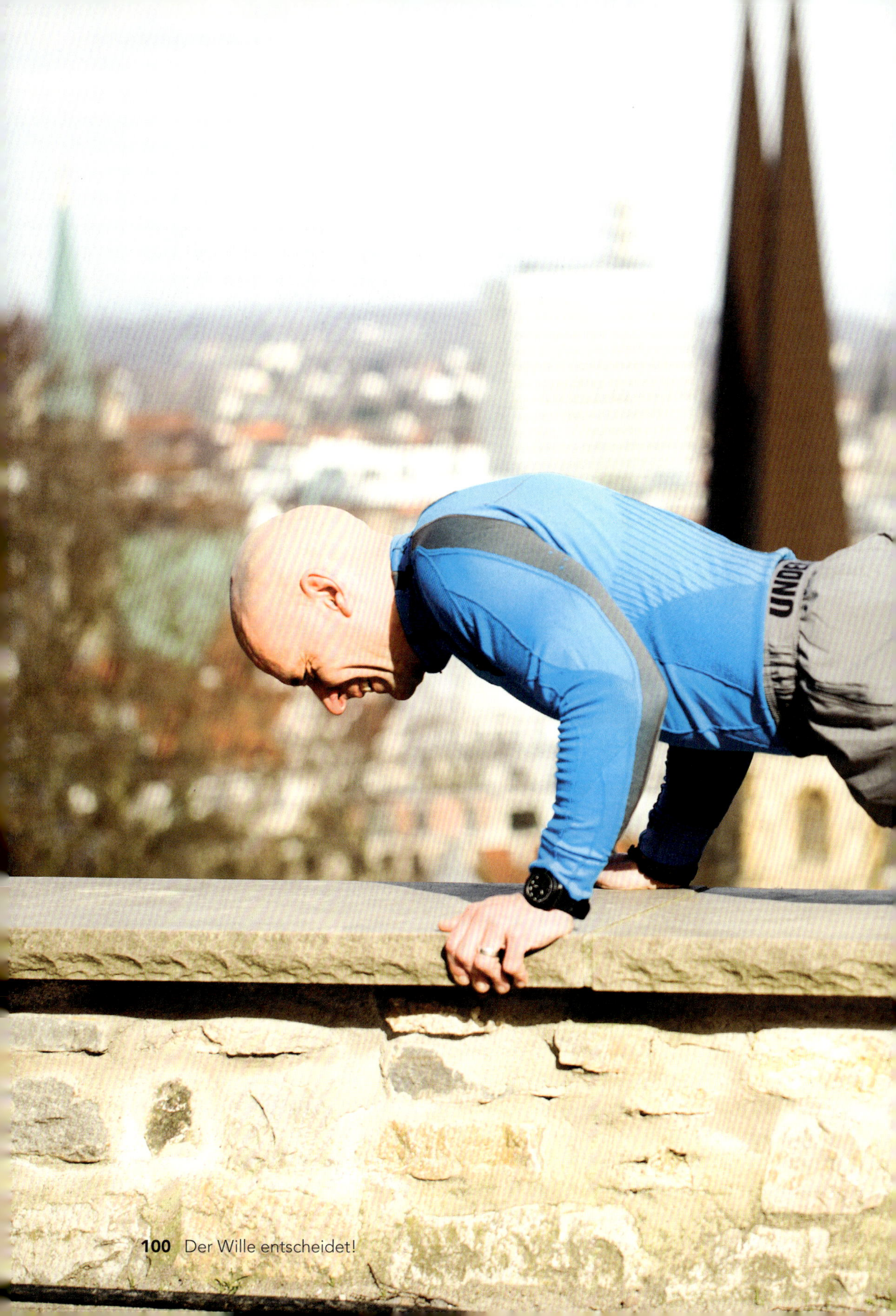
UNB

TEIL 2

DIE PRAXIS

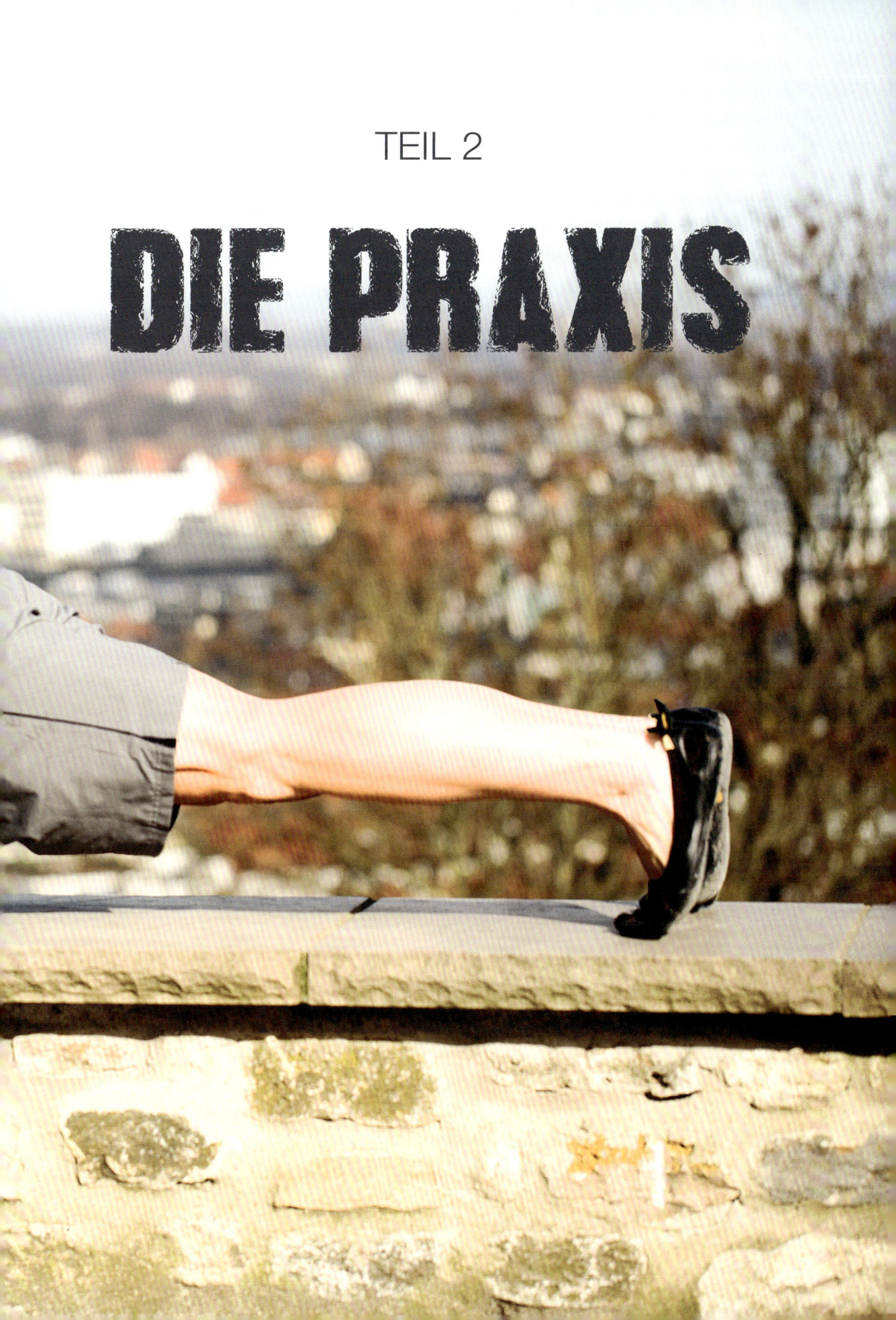

Es gibt für mich drei entscheidende Faktoren, ohne die ein gesundes, vitales und glückliches Leben nicht möglich ist – und das sind gesunde Ernährung, ausreichend Bewegung und geistige Flexibilität. Fehlt nur einer dieser Bestandteile, geschieht das, was vielen Menschen passiert: Sie werden krank. Wobei eine Erkrankung meist nur die Reaktion des Körpers auf ein jahrelanges Fehlverhalten ist.

Sie haben es selbst in der Hand. Und sollten Sie jetzt schon krank sein, sich unwohl fühlen, vielleicht Übergewicht haben, gestresst und ausgelaugt sein, dann ist es höchste Zeit, Ihr Leben zu ändern. Schenken Sie allen drei Faktoren, auf die ich im Folgenden noch näher eingehen werde, Aufmerksamkeit und halten Sie sie in einer gesunden Balance. Es ist nie zu spät und sicher auch nicht anstrengender, als jeden Tag mit diesem Gefühl der Schwere und des Eingeschränkt-Seins herumzulaufen. Es sind die Gedanken in ihrem Kopf, die sich vor Veränderungen fürchten. Aber Angst ist nicht real, Angst ist eine Entscheidung. Wir treffen diese Entscheidung aus gewissen Erfahrungen heraus, aus Gewohnheiten und immer mit Blick in die Vergangenheit. Wir leben praktisch in der Vergangenheit, weil wir immer wieder zurückblicken. Ist Ihnen das schon aufgefallen? Wir müssen lernen loszulassen und nach vorn zu blicken, denn wer loslassen kann, hat die Hände frei und kann in achtsamer Weise nach Neuem greifen. Die fundamentalen Dinge im Leben sind einfacher umzusetzen, als wir glauben.

Kommen wir jetzt zu den drei Faktoren – Ernährung, Sport und Geist – und schauen wir sie uns in den folgenden Kapiteln in Ruhe an.

ERNÄHRUNG GIBT UNS DIE KÖRPERLICHE POWER!

Warum ist eine rein pflanzliche Ernährung besser für die Gesundheit? Warum ist eine pflanzliche Ernährung besser für die Umwelt? Diese beiden Fragen sind es, denen ich in diesem Kapitel folgen möchte. Wenn Sie die Antworten auf diese Fragen kennen, wird Ihnen die Entscheidung, einen anderen Lebensstil anzustreben, relativ leicht fallen.

Für viele ist „Ernährung" das Thema schlechthin. Es ist ein extrem komplexes Thema, weil es so viele Meinungen und Studien darüber gibt. Wie ernähre ich mich denn nun wirklich gesund? Welche Ernährungsweise erzeugt kein Tierleid? Und wie sieht es mit dem Zusammenhang zwischen meiner Ernährungsweise und meiner Umwelt bzw. meinen Mitmenschen in anderen Ländern der Welt aus? Zur letzten Frage gibt es hier gleich eine Handvoll Fakten, die für sich sprechen:

- 35 Prozent der Getreideernte und etwa 80 Prozent der Sojaernte weltweit werden an „Nutz"-Tiere verfüttert, gleichzeitig leiden 925 Millionen Menschen an Unterernährung.

- Statt Hirse und Kartoffeln für die Bevölkerung werden in Entwicklungsländern oftmals Futtermittel für UNSERE Tiere angebaut.
- Alle 5 Sekunden stirbt ein Kind unter 10 Jahren an Hunger. Und all diese Kinder werden in unserer modernen Welt praktisch von denen ermordet, die ihm die notwendigen Dinge aus Profitgier vorenthalten.
- 1 Hektar Land produziert Rindfleisch für die Ernährung von nur EINEM Menschen oder aber genügend Kartoffeln für 22 Menschen.
- Eine Kuh belastet das Klima genauso stark wie ein moderner Personenwagen, der pro Jahr 18.000 Kilometer zurücklegt. Somit verursacht die Intensivtierhaltung mit mehr als 18 Prozent der Treibhausgase mehr Emissionen als der globale Verkehrssektor.
- Um nur 1 Kilogramm Fleisch zu „produzieren", werden bis zu 15 Kilogramm Getreide und 15.500 Liter Wasser benötigt.*

Wenn Sie diese Zahlen lesen, wird Ihnen schnell klar, warum wir nicht mehr so weitermachen können wie bisher. Auch wenn uns Fleisch noch so gut schmeckt. Für mich als Vater stellt sich die Frage, ob ich meinen Kindern wirklich eine Welt hinterlassen möchte, in der die Natur größtenteils zerstört ist und in der andere Kinder verhungern, weil mir mein tägliches Schnitzel so wichtig ist ... Kann ich diesen Wahnsinn, der nicht zuletzt durch mein ganz persönliches Essverhalten mitgetragen wird, zulassen, obwohl es anders geht?

Dieser Umweltaspekt ist nur ein Teil des Problems, das sich durch unsere westliche Wohlstandsgesellschaft entwickelt hat. Nur dieser Teil des Problems müsste uns, für sich allein genommen, schon zu einem anderen Verhalten motivieren, aber es gibt noch andere Aspekte.

Laut einer Studie des Statistischen Bundesamtes aus dem Jahre 2010 leidet jeder zweite Bundesbürger an Übergewicht. Unglaublich, oder?! An anderen Orten der Welt stirbt alle 5 Sekunden ein Kind an Hunger und hier werden wir von zu viel Essen krank.

Wir essen hierzulande (oder überhaupt in den reichen Industrienationen) nicht auf natürliche Weise. Wir nehmen keine frischen, lebendigen und gesunden Lebensmittel voller Vitalstoffe zu uns, wenn wir hungrig sind, sondern industriell verarbeitete Nahrungsmittel. Wir konsumieren das, was es im

* Alle Informationen in dieser Aufstellung stammen von der Website *www.vebu.de/umwelt*.

Supermarkt gibt und was uns schmeckt, aus Langeweile, weil es über Suchtpotenzial verfügt und weil es viel mit Gewohnheit und mit Tradition zu tun hat (wie zum Beispiel die berühmte Weihnachtsgans).

Da gibt es Wurst, Gummibärchen, Schokolade, Tiefkühlpizza, süße Limonaden und Säfte, Currywurst, Pommes, Hamburger, Spaghetti, Fleischmahlzeiten paniert, gegrillt und gebraten, Milch, Butter und Joghurt, Chips, Kuchen, Kekse, Saucen, Mayonnaise und als Ausgleich für unser schlechtes Gewissen (da wir nicht in Unkenntnis darüber sind, wie ungesund das alles ist) noch ein bisschen Alibi-Gemüse und vielleicht noch einen Apfel oder eine Banane zwischendurch … Ich denke, diese Auswahl entspricht in etwa dem, was bei vielen Zeitgenossen regelmäßig als Treibstoff in der wunderbaren menschlichen Maschine namens „Körper" landet.

Abgesehen vom Obst und Gemüse, wenn es denn aus biologischem Anbau stammt, sind in den meisten vorgenannten Nahrungsmitteln Hormon- und Medikamentenrückstände, chemische Zusatzstoffe, gehärtete Fette, künstliche Geschmacksverstärker und Unmengen an Zucker und Salz zu finden. Die tierischen „Produkte" stammen zu 99 Prozent aus der Massentierhaltung. Damit die „Nutztiere" schnell wachsen und möglichst viel Ertrag bringen, damit sie also in möglichst kurzer Zeit schlachtreif sind und eben auch viel Muskelmasse aufbauen, werden sie unter anderem mit Wachstumshormonen sowie mit Antibiotika als auch Psychopharmaka behandelt.

All diese chemischen Zusätze essen und trinken wir natürlich regelmäßig mit. Hier geht es um das Geschäft einer knallharten, einflussreichen und wachstumsorientierten Agrar- und Nahrungsmittelindustrie. Da ist es doch klar, dass uns in der Werbung beispielsweise die erhitzte, von Medikamenten verunreinigte Milch, die im Verdacht steht, Osteoporose (und wer weiß, was noch für Krankheiten) zu begünstigen, als reines Naturprodukt von auf den Almwiesen grasenden, glücklichen und handgemolkenen Kühen verkauft wird, während die tatsächlichen Produktionsmethoden im Dunklen bleiben.

Um es noch einmal auf den Punkt zu bringen: Wir sprechen bei den „Produkten" der Fleischindustrie von LEBEWESEN, die Schmerz empfinden, genauso wie Sie und ich, die vom Menschen aber massenweise industriell ausgebeutet werden. Haben Sie sich schon einmal Gedanken gemacht, wie diese riesigen Mengen von Fleisch, Wurst und Milchprodukten überhaupt produziert werden können, damit Sie das alles jederzeit im Supermarkt in der von

Ihnen gewünschten Menge in Ihren Einkaufswagen legen können? Wenn ich mir überlege, wie viele Discounter es allein in meinem unmittelbaren Wohnumfeld gibt, und dass diese Märkte alle dieses riesige Angebot haben … Unvorstellbar, wie viele Tiere dafür leiden müssen.

Früher war Fleisch ein Luxus, den man sich vielleicht einmal in der Woche erlauben konnte. Heute ist Fleisch so billig, dass viele Menschen es jeden Tag essen – und zwar morgens, mittags und abends. Und wenn Sie sich die Preise von Fleischprodukten in Billigmärkten ansehen, können Sie sich auch leicht ausrechnen, dass man diese Tiere gar nicht artgerecht halten kann. Das ist schlichtweg unmöglich!

Wie die meisten Menschen habe auch ich einen Sinn für Gerechtigkeit. Und wie die meisten Menschen liebe ich Tiere ... Hunde, Katzen, Pferde. Aber auch Schweine, Enten, Gänse, Hühner, Kühe – egal welche, ich mache keine Unterschiede ... Wieso auch?! Es gibt keine Unterschiede, denn sie alle sind empfindungsfähige Lebewesen, die nicht leiden möchten.

Ich könnte Seite um Seite mit den unglaublichsten und brutalsten Schilderungen der Bedingungen füllen, unter denen Tiere jeden Tag leben und sterben müssen, um unser Verlangen nach Fleisch zu befriedigen. Ich möchte Ihnen das an dieser Stelle ersparen, denn ich denke, die meisten von Ihnen wissen um all diese Grausamkeiten. Worum es mir geht, ist, aus diesem Wissen Konsequenzen zu ziehen und nicht mehr an diesem System teilzuhaben.

Doch auch wir leiden unter dem Fleischkonsum, wenn auch nicht so offensichtlich dramatisch wie die Tiere. Unser Leiden ist eher schleichend. Vom Übergewicht, das jeder zweite Deutsche mit sich herumschleppt, habe ich schon gesprochen. Dazu kommen natürlich die unendlich vielen Begleiterscheinungen wie Herz-Kreislauf-Probleme, Diabetes, Bluthochdruck, Kurzatmigkeit, Schlafapnoe, Rücken- und Bandscheibenprobleme, Arthrose, Gicht, Impotenz und so weiter und so fort. Unsere Leistungsfähigkeit sinkt mehr und mehr und damit auch unser Spaß am Leben!

Interessanterweise gilt Fleisch heute als Kraftspender Nummer eins. Dafür hat die Werbung der entsprechenden Industrie gesorgt. Doch das war nicht immer so: Auf einem antiken Gladiatorenfriedhof in Ephesus hat man die Knochen von 70 Gladiatoren untersucht und analysiert. Man stellte mit Erstaunen fest, dass diese Männer sich hauptsächlich von Bohnen, Getreide und Trockenfrüchten ernährten.

Gladiatoren waren Leistungssportler und zu ihrer Zeit Idole, denen nur das Beste vorgesetzt wurde! Und ich kann Ihnen aus eigener Erfahrung versichern: Um sich gesund und vital zu fühlen und dabei Höchstleistungen aus sich herauszuholen, braucht man keine tierischen Nahrungsmittel.

Aber was kann man nun eigentlich essen? Was gehört auf den Speiseplan, wenn man gesund und vital bleiben möchte? Jeder hofft hier auf eine einfache Antwort, aber die scheint es nicht zu geben. Stattdessen findet man eine Unmenge von Experten mit einer noch unüberschaubareren Menge von Konzepten und Ideen. An all diesen Konzepten muss nicht unbedingt etwas falsch sein, aber sie funktionieren einfach nicht für jeden. Und das ist der wichtigste Rat, den ich Ihnen mit auf den Weg geben möchte: Sie sind einzigartig und deshalb wird auch Ihre Ernährung einzigartig sein! Den Ernährungsplan, der für alle Menschen passend ist, hat noch niemand entdeckt. Und den kann es meines Erachtens auch gar nicht geben.

Ich habe noch nie nach einem Ernährungsplan gelebt, bis heute nicht. Ich schmunzele immer, wenn ich in Büchern, im Internet oder sonst wo die unterschiedlichsten Meinungen von Sportlern, Ärzten und Ernährungswissenschaftlern höre oder lese. Glauben Sie mir: Der Mensch bzw. das Leben im Allgemeinen ist viel zu komplex und NIEMAND kann abschließend zweifelsfrei sagen, was für jemand anders richtig und was falsch ist. Fakt ist nur, dass chemisch verarbeitete, hergestellte und verunreinigte Nahrung – dazu zählen die mit Hormonen und Antibiotika verunreinigten tierischen Lebensmittel genauso wie pflanzliche Nahrungsmittel, die chemisch gedüngt und gespritzt wurden, sowie Fertigprodukte (zum Beispiel eine vegetarische Tiefkühlpizza) mit Unmengen von künstlichen Zusatzstoffen – definitiv ungesund sind und Ihrem Körper nicht das liefern, was er benötigt.

Natürlichkeit, Achtsamkeit und maßvoller Konsum sind die Schlüssel zu einer guten Ernährung – und damit zu Gesundheit und Vitalität. In diesem Sinne: Seien Sie offen für Neues! Bleiben Sie motiviert, setzen Sie sich Ziele und sehen Sie in erster Linie IHRE PERSÖNLICHEN Erfolge und nicht das, was andere vermeintlich besser machen. SIE sind wichtig, denn es verdient höchsten Respekt, wenn man sein gewohntes Leben verlässt, um sich zu verändern. Wenn Sie auf Natürlichkeit setzen, werden Sie entdecken, dass Sie jetzt schon eine Athletin bzw. ein Athlet voller Kraft, Ausdauer und Gesundheit sind.

Kurz gesagt: Wer sich gesund ernähren bzw. gesund leben möchte, der setzt auf frisches Obst, Gemüse und Getreideprodukte (möglichst aus regionalem und kontrolliert biologischem Anbau), arbeitet viel mit Smoothies und reduziert seinen Milch- und Fleischkonsum auf ein Minimum. Im Idealfall verbannt er alles Tierische aus seiner Ernährung. Da Ernährung aber auch etwas mit Sucht und Belohnung zu tun hat, ist es schwierig, von heute auf morgen alles „richtig" zu machen. Mein Tipp deshalb: Probieren Sie einfach aus, wie es für Sie am besten funktioniert, und überfordern Sie sich nicht! Reduzieren Sie zuerst einmal Fleisch, Milchprodukte, Fastfood, Knabbereien und Süßigkeiten. Trinken Sie viel reines Wasser und achten Sie auf frische *Lebens-Mittel*, die ihren Namen auch verdienen.

Es ist ein Prozess, bei dem man selbst ausprobieren und sich langsam umgewöhnen muss. Jeder sollte hier seinen eigenen Weg finden und sich die Zeit dafür nehmen. Wichtig ist es auch, sich diesen alltäglichen, krankmachenden Irrsinn immer wieder vor Augen führen, nicht zu verdrängen wie bisher. In den wohlhabenden Industrieländern haben wir doch die Wahl, wir haben die Möglichkeit, uns zu informieren, und können dann als Verbraucher und fühlende Lebewesen mit Herz und Verstand entscheiden, ob wir dem Mainstream folgen wollen oder lieber unseren eigenen achtsamen und gesünderen Weg gehen.

Ich bin ein Mensch, der sehr auf seinen Körper hört und der einfache Lösungen bevorzugt, gerade was das Training oder die Ernährung betrifft. Ich esse Müsli, Haferflocken, Reisflocken, Quinoa, Amaranth, Bohnen, Reis, Nudeln, Gemüse, Obst, Nüsse. Ich koche mir Gemüsepfannen mit Bohnen und wunderbar gewürzt. Esse gern Spaghetti mit einer frischen selbst gemachten Tomatensauce. Jeden Tag mixe ich mir Smoothies mit Wasser, einer Handvoll Studentenfutter, Haferflocken und/oder Bananenn (Rezept siehe Seite 118), je nach Lust und Laune. Manchmal mixe ich auch grünes Blattgemüse oder Salate und leckere Früchte miteinander. Solche sind genial und etwas für gesundheitsbewusste faule Menschen, weil sie auf diese Weise in kürzester Zeit natürliche und vitalstoffreiche Drinks zusammenstellen können und ihr Verdauungssystem diese auch noch leicht verarbeiten kann und gut verträgt. Smoothies sind eine tolle Möglichkeit, um kreativ zu experimentieren Smoothies (Rezepte für Smoothies auf Seite 118 ff.).

Als Sportler nutze ich als zusätzliche Eiweißquelle gern ein biologisches Hanfsamen-Eiweißpulver. Es ist zu 100 Prozent Natur und unglaublich vital-

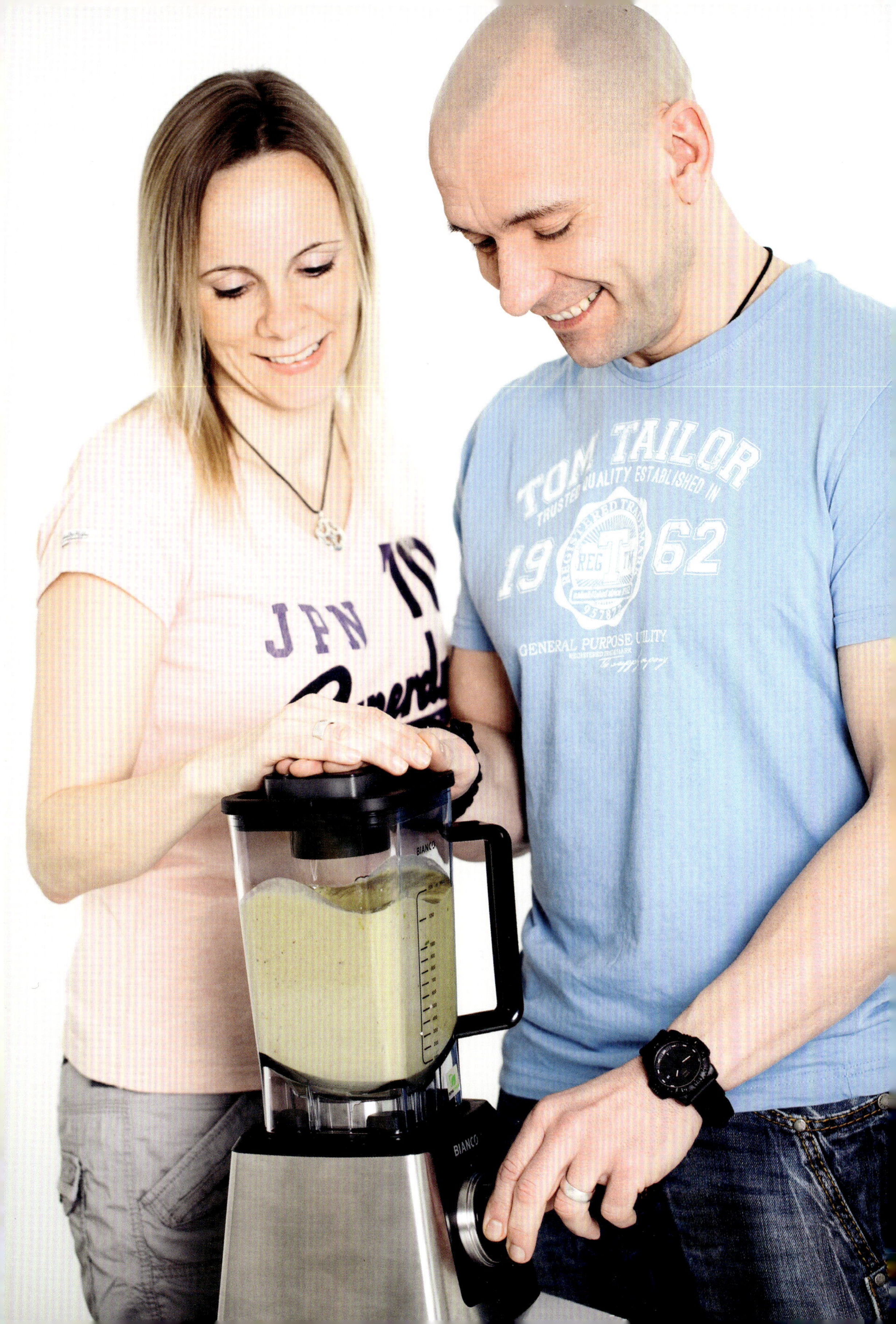
JPN
TOM TAILOR
TRUSTED QUALITY ESTABLISHED IN
19 62
GENERAL PURPOSE UTILITY
BIANCO
BIANCO

stoffreich. In den „normalen" Eiweißpulvern ist viel Chemie enthalten, künstliche Aromen und einiges andere, von dem man gar nicht so genau wissen will, woher es kommt und was es eigentlich ist. So etwas möchte ich meinem Körper, dieser kostbaren Maschine, nicht zumuten. Wunderbare Eiweißlieferanten sind auch Getreide, Hülsenfrüchte, Sojaprodukte und Ölsaaten. Das funktioniert auch für den Muskelaufbau.

Wichtiges Eisen findet sich in allen möglichen Sorten von Getreide, in Nüssen, Salaten wie Rucola, in Zucchini und Trockenfrüchten. Omega-3-Fettsäuren sind in ausreichender Menge in Ölen wie Lein-, Hanf-, Rapsöl und auch in Nüssen enthalten. Vitamin B_{12}, das Lieblingsthema der Vegan-Gegner, findet man angereichert in Sojamilchprodukten oder aber in Form von Nahrungsergänzungsmitteln. Kalzium führt man seinem Körper über dunkles grünes (Blatt-)Gemüse wie Grünkohl, Spinat, Wildpflanzen oder durch Brokkoli und durch Nüsse zu.

Und jetzt das Wichtigste: Denken sie nicht andauernd an einen Nährstoffmangel, der uns von gewissen Interessenverbänden und Gruppen aus finanziellen Gründen permanent eingeredet wird, sobald wir uns für eine alternative Ernährungsform entscheiden. Essen Sie abwechslungsreich und vernünftig, dann werden Sie garantiert keine Mangelerscheinungen bekommen. Sehen Sie mich an, sehe ich aus, als ob ich einen Eiweißmangel hätte?

Den ganz typischen Ernährungstag gibt es in meinem Leben nicht, weil ich immer darauf höre, was mein Körper gerade braucht. Was ich esse, ist also immer sehr individuell und von vielen Faktoren wie Zeit, saisonaler Verfügbarkeit der Zutaten, meiner inneren Stimme, meinem sportlichen Ziel usw. abhängig.

Unten stehend finden Sie noch einmal grob aufgelistet, wie ich mich an einem ganz normalen Tag ernähre. Was Sie auf dieser Liste finden, reicht aus, um gesund und leistungsfähig zu bleiben. Seien Sie einfach flexibel und ergänzen Sie nach Lust und nicht zuletzt: nach Ihrem „Bauchgefühl". Und für die Ernährungswissenschaftler unter Ihnen: Dieser Plan orientiert sich nicht an Ernährungsrichtlinien und Vitalstoffempfehlungstabellen. Ich bin der Meinung, dass ein Mangel nur im Kopf stattfindet. Wenn ich immer denken würde, dass mir jetzt ja laut dieser und jener Empfehlung ein bestimmtes Vitamin fehlt, dann bin ich unzufrieden und verunsichert, weil ich einer angeblich idealen Nährstoffbilanz hinterherzulaufen versuche, die es nicht gibt und die es niemals geben wird.

Vertreiben Sie also solche Gedanken aus Ihrem Kopf, essen Sie frisch und möglichst naturbelassen und vertrauen Sie Ihrer inneren Stimme. Sie wird sich melden, wenn etwas fehlt. Sollte sie sich melden und nach etwas Süßem verlangen, dann geben Sie ihr etwas Süßes: einen süßen Apfel, Feigen oder eine Banane – wenn Sie den natürlichen und gesunden Weg gehen wollen.

1. Morgens nach dem Aufstehen trinke ich zum Beispiel 1 Glas Wasser mit Hanfsamen-Eiweißpulver und esse 1 Banane. Letzteres aber nur, wenn ich Hunger verspüre. Das ist eine grundlegende Ernährungsempfehlung, die unglaublich banal klingt, die aber viele Menschen in unserer Zeit vergessen haben: Essen Sie erst, wenn Sie Hunger verspüren.
2. Vormittags nehme ich dann 1 Liter Smoothie aus Bananen, Haferflocken, Studentenfutter und Wasser (Rezept siehe Seite 118) zu mir.
3. Zwischendurch trinke ich viel Leitungswasser. Ich mache das schon seit Jahren so und mir geht es damit prima. Erkundigen Sie sich online bei Ihren örtlichen Wasserwerken nach der Qualität Ihres Leitungswassers. Getränke in Plastikflaschen sind ein ökologischer Wahnsinn und sind oft keimbelastet. Lassen Sie das Wasser etwa 20 Sekunden lang laufen, um das abgestandene Wasser aus der Leitung zu entfernen und füllen Sie dann eine Glaskaraffe, die Sie mit einem kleinen Tellerchen oder etwas Ähnlichem abdecken. Ich habe in meine Wasserglaskaraffe noch einige Bergkristalle gelegt, um mein Wasser noch zusätzlich zu energetisieren. Für unterwegs oder für die Arbeit fülle ich das Wasser dann in eine Aluflasche oder in eine aus BPA-freiem Material bestehende Plastikflasche.
4. Nachmittags esse ich gern 1 Scheibe Brot mit Alfalfa-Sprossen und 1 oder mehrere Äpfel. Je nach Appetit.
5. Beim und nach dem Sport trinke ich mein in Wasser aufgelöstes Hanfsamen-Eiweißpulver.
6. Abends esse ich etwas Warmes, Gekochtes. Meist Gemüse oder ein Pasta-Gericht.

So einfach und unkompliziert kann Ernährung sein – und dabei unglaublich gesund. Wie Sie das für sich selbst umsetzen, ist Ihnen überlassen und hängt ganz davon ab, wie Ihre Ziele aussehen: Wollen Sie abnehmen, dann treiben Sie täglich Sport und essen von allem einfach weniger. Über das Abnehmen gibt es unendlich viele Bücher und eine ganze Industrie verdient daran. Im Grunde genommen kann man ein erfolgreiches Programm zur Gewichtsreduktion auf eine höchst einfache Formel bringen: Verbrennen Sie mehr Kalorien, als Sie zu sich nehmen. Ihr Augenmerk sollten Sie dabei auf Salate, Gemüse und Obst richten. Meiden Sie Zucker und zu viel Salz und halten Sie sich fern von gehärtetem und tierischem Fett.

Wollen Sie eher an Gewicht zunehmen, also Muskelmasse aufbauen, dann gilt auch für Sie: täglich Sport treiben und eine möglichst tierproduktfreie Ernährung. Essen Sie von allem etwas mehr, trinken Sie zwischendurch Smoothies aus Wasser, Hanfsamen-Eiweißpulver, Studentenfutter, Haferflocken und Bananen. Aber auch für Sie gilt: Zucker- und Salzhaltiges meiden.

Jeder von uns steht an einem anderen Punkt im Leben. Manche mögen statt der Sojamilch für ihr Müsli eher andere pflanzliche Milchsorten, andere brauchen vegetarischen Fleischersatz, wieder andere sind mit Gemüse bestens zufrieden. Lassen Sie Neues zu und freuen Sie sich auf Erfolge, Ihre ganz persönlichen Erfolge. Der Wille entscheidet auch hier und wird Sie zu Ihrem persönlichen Ziel führen.

Mit fleischbasierter Hausmannskost werden Sie nicht weit kommen, außer vielleicht bis zum nächsten Arzt. Wollen Sie Ihr Leben und Ihre Ernährungsgewohnheiten aber positiv verändern, dazu noch in der Verbindung mit Sport, dann können Sie oben stehenden Plan grob als Richtschnur verwenden und sich von den Ergebnissen überraschen lassen. Dass es auf diese Weise funktioniert, beweise ich jeden Tag aufs Neue. Und tagtäglich erreichen mich Mails von Menschen, gerade von Sportlern, die es gewagt haben, ihre Ernährung auf vegetarisch oder sogar auf vegan umzustellen. Alle diese Menschen sind begeistert von der neuen körperlichen und geistigen Leichtigkeit und Vitalität, die sie mit dieser Ernährungsweise jeden Tag wieder erfahren dürfen. Nachfolgend finden Sie einige Rezepte, die Sie vielleicht dazu inspirieren, einmal etwas ganz anderes auszuprobieren. Hier finden Sie leckere Gerichte, die vielleicht sogar den Anfang einer neuen Lebensweise markieren!

Im Anschluss stelle ich Ihnen ein paar Rezepte für Müsli, Smoothies und Hauptgerichte vor – die perfekte pflanzliche Protein-Power für Sportler.

WICHTIG: Bitte verwenden Sie Zutaten in Bio-Qualität, Nudeln ohne Ei und kalt gepresste Öle.

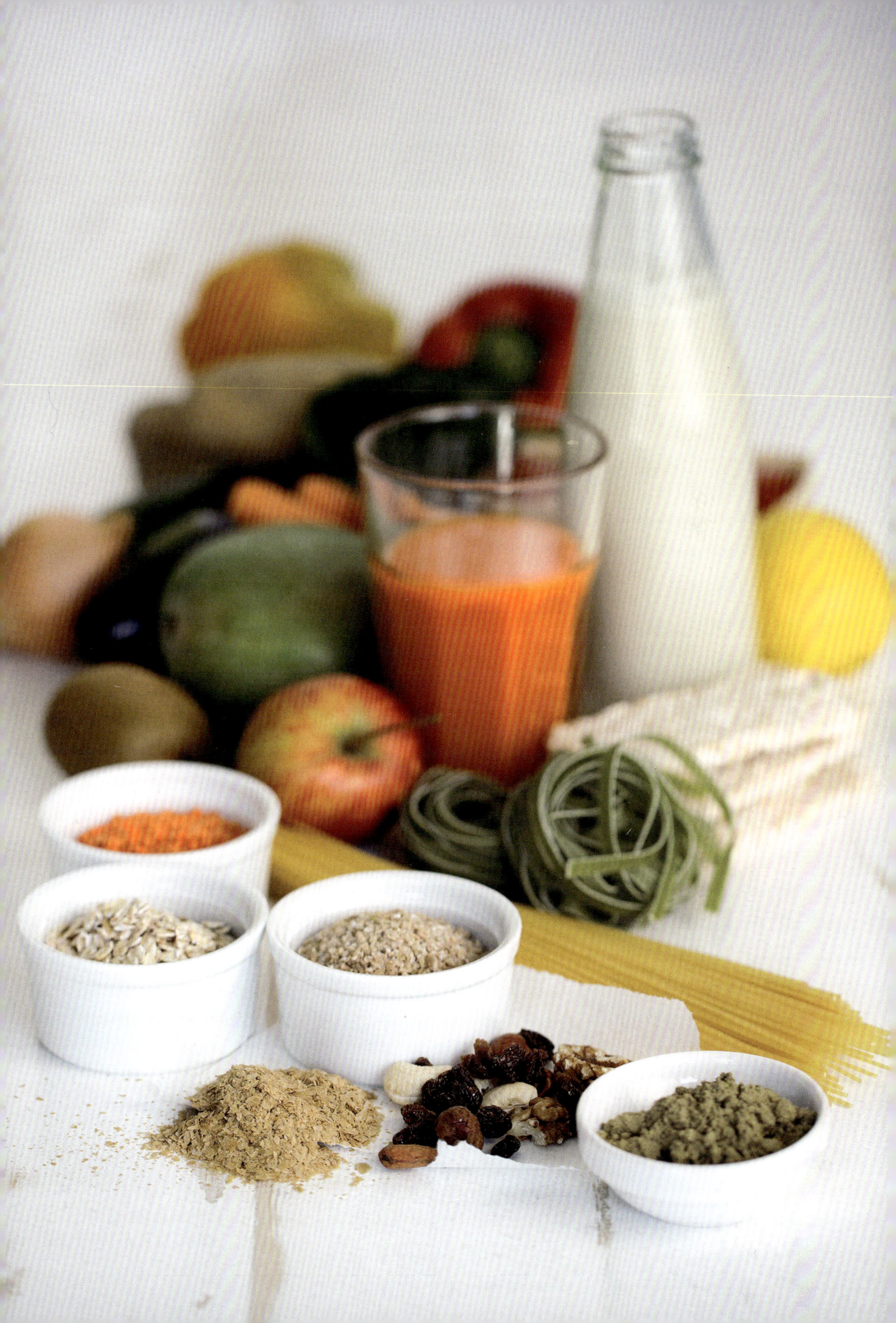

APFEL-BANANEN-APRIKOSEN-MÜSLI MIT WARMER VANILLE-SOJAMILCH

Zutaten:

Für 1 Person

- 5–6 Esslöffel Müsli (Basis-Mischung)
- 1 Apfel
- 1 Banane
- 4–8 getrocknete Aprikosen
- Vanille-Sojamilch nach Bedarf (gibt es auch im Supermarkt)
- 1 Prise Zimt

Zubereitung:

Müsli in eine Schale oder tiefen Teller geben und die klein geschnittenen Früchte darübergeben. Vanille-Sojamilch erhitzen, bis sie fast kocht, dann über das vorbereitete Müsli gießen und das Ganze etwa 5 bis 10 Minuten ziehen lassen. Zimt darüberstreuen und genießen.

Tipps: Statt des Müslis kann man gern auch einfache Haferflocken verwenden.

Sie können statt der fertigen Vanille-Sojamilch auch Sojamilch natur verwenden und zusätzlich 1 Prise gemahlene Vanille dazugeben.

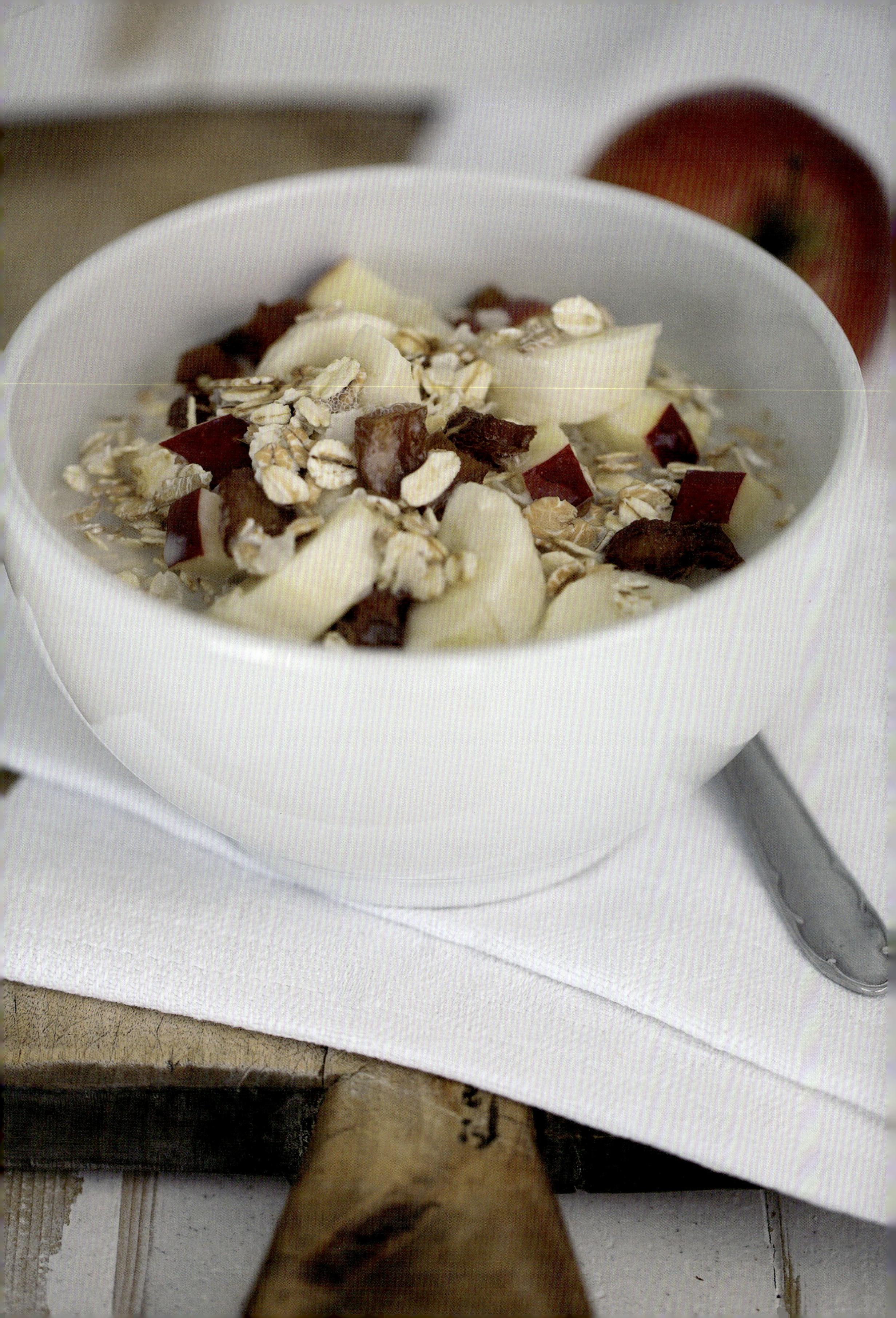

„METTBRÖTCHEN" OHNE FLEISCH

Zutaten:

Für 2 Personen

- 4–6 Brötchen
- ½ Packung Reiswaffeln
- ½ Tube Tomatenmark
- 1 Esslöffel Wasser
- 1 Zwiebel
- Salz und Pfeffer nach Geschmack

Zubereitung:

Die Reiswaffeln zerbröseln und in eine Schüssel geben. Dann Wasser, Tomatenmark und die Zwiebeln dazugeben und das Ganze mit Salz und Pfeffer abschmecken. Das „Mett" in den Kühlschrank stellen und einige Stunden (zum Beispiel über Nacht) ziehen lassen. Dann als leckeren und herzhaften Aufstrich auf den Brötchen verwenden.

Tipp: Wer möchte, kann auch noch frischen Knoblauch in die „Mettmasse" hineinschneiden.

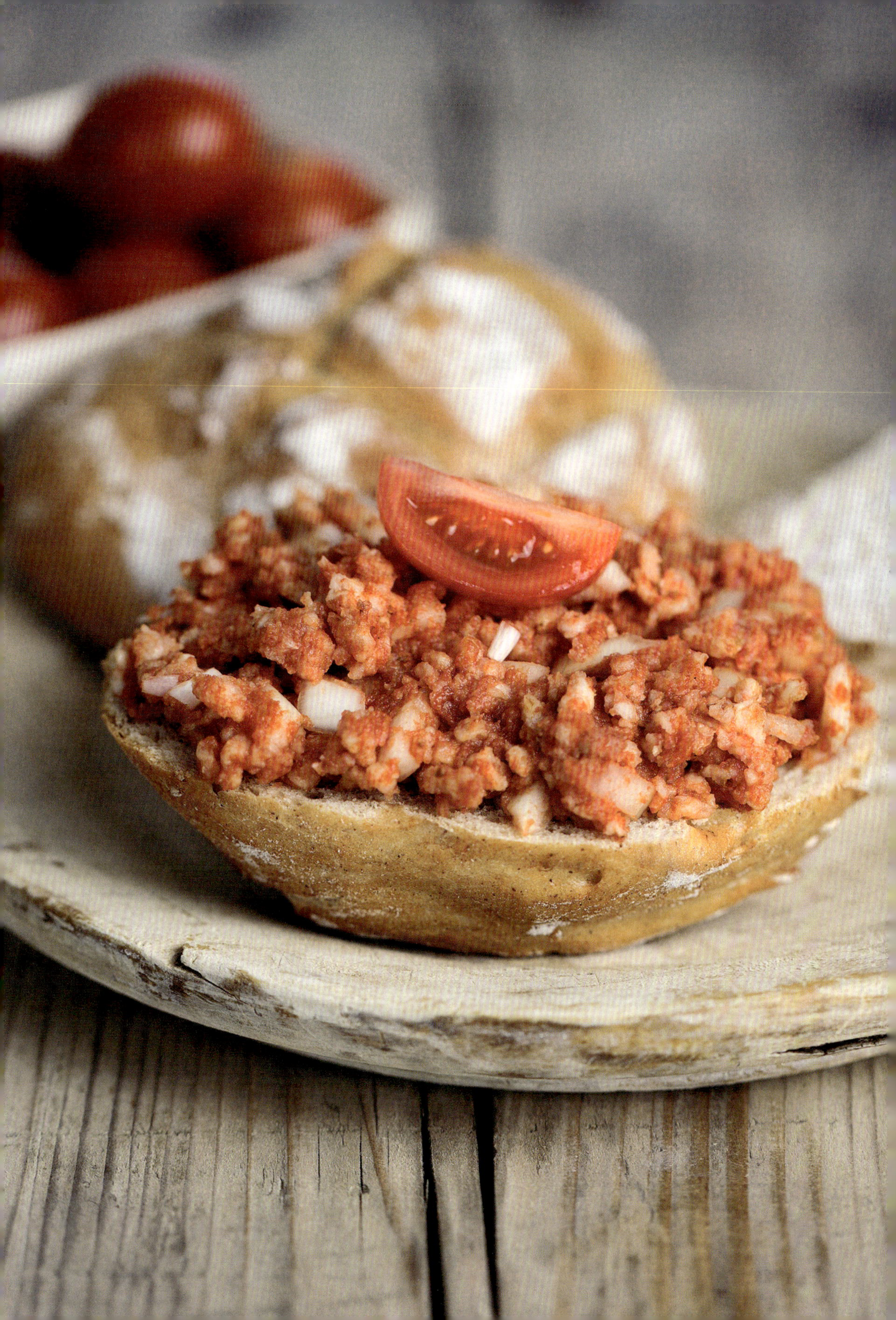

WELTREKORD-POWER-SMOOTHIE

Zutaten:

Für 1 Person

- 350 Milliliter Wasser
- 4 Esslöffel Haferflocken
- 1 Handvoll Studentenfutter
- 2 Bananen

Zubereitung:

Wasser, Haferflocken, Studentenfutter und die beiden in Stücke gebrochenen Bananen in den Mixer (mindestens 550 Watt) geben und alles gut pürieren.

Tipps: Besonders gut eignen sich Instant-Vollkorn-Haferflocken, die man im Supermarkt meist bei der Babynahrung findet.

Je nach Geschmack und gewünschter Konsistenz können Sie auch noch verschiedene (auch tiefgefrorene) Früchte oder frische Minzblätter in Ihren persönlichen Power-Smoothie mixen.

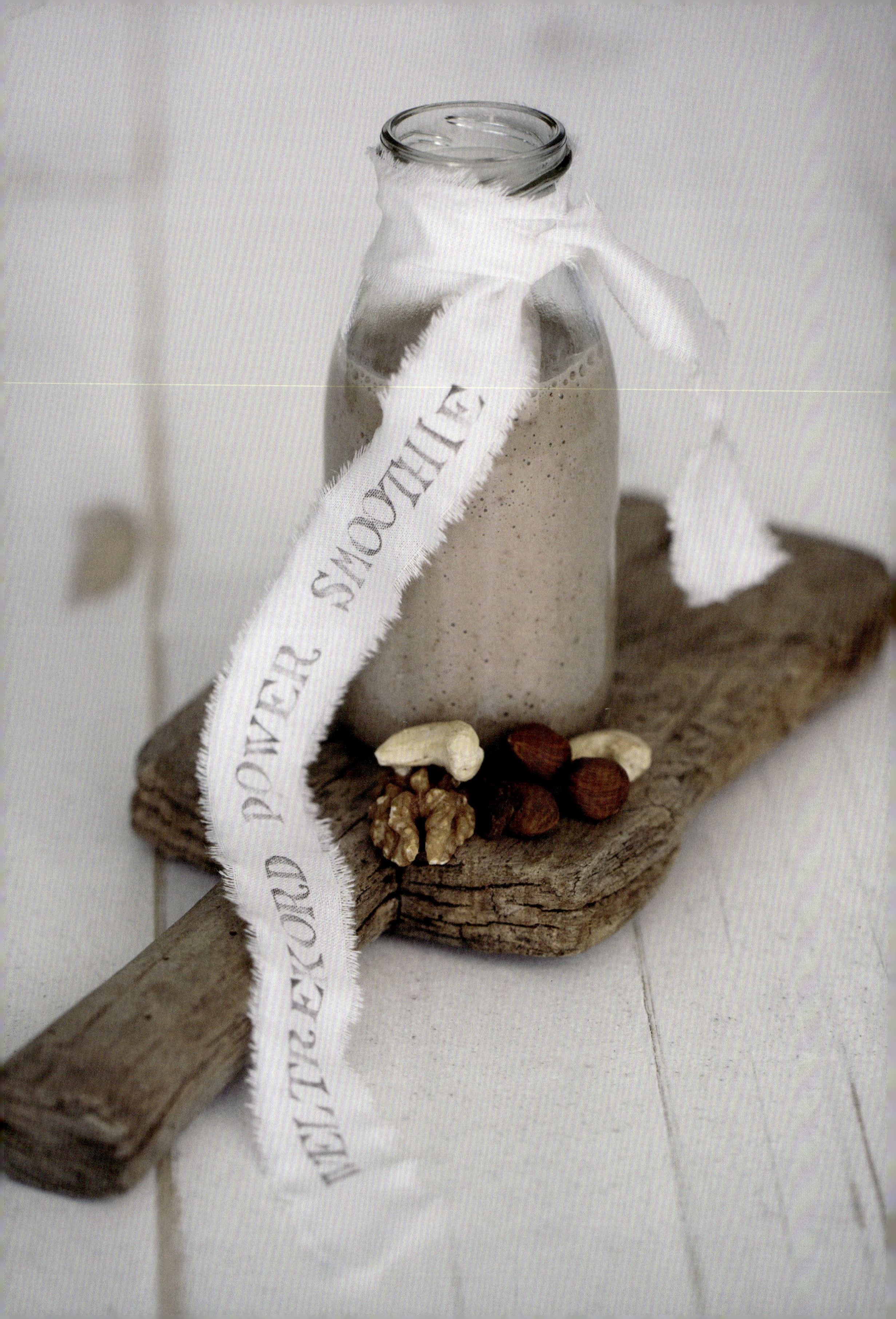
WELTREKORD POWER SMOOTHIE

PROTEIN-SMOOTHIE

Zutaten:

Für 1 Person

- 350 Milliliter Mandelmilch
- 2 Esslöffel Hanfsamen-Eiweißpulver
- 2 Esslöffel Instant-Haferflocken
- 2 Esslöffel Kakaopulver
- 1 Banane, in Stücke gebrochen

Zubereitung:

Alle Zutaten in den Mixer geben und etwa 30 bis 45 Sekunden auf höchster Stufe zu einem leckeren Smoothie pürieren.

Tipps: Die Banane sollte am besten aus dem Tiefkühlfach kommen – frieren Sie sie in kleinen Stücken ein und geben Sie sie dann gefroren in den Mixer. Das ist besonders im Sommer nach dem Sport sehr erfrischend.

Das Kakaopulver kaufen Sie am besten in Bio-Qualität. Hier ist statt Industriezucker Rohrohrzucker enthalten.

Statt der Mandelmilch können Sie auch jede andere pflanzliche Milch verwenden. Probieren Sie einfach aus, was Ihnen am besten schmeckt.

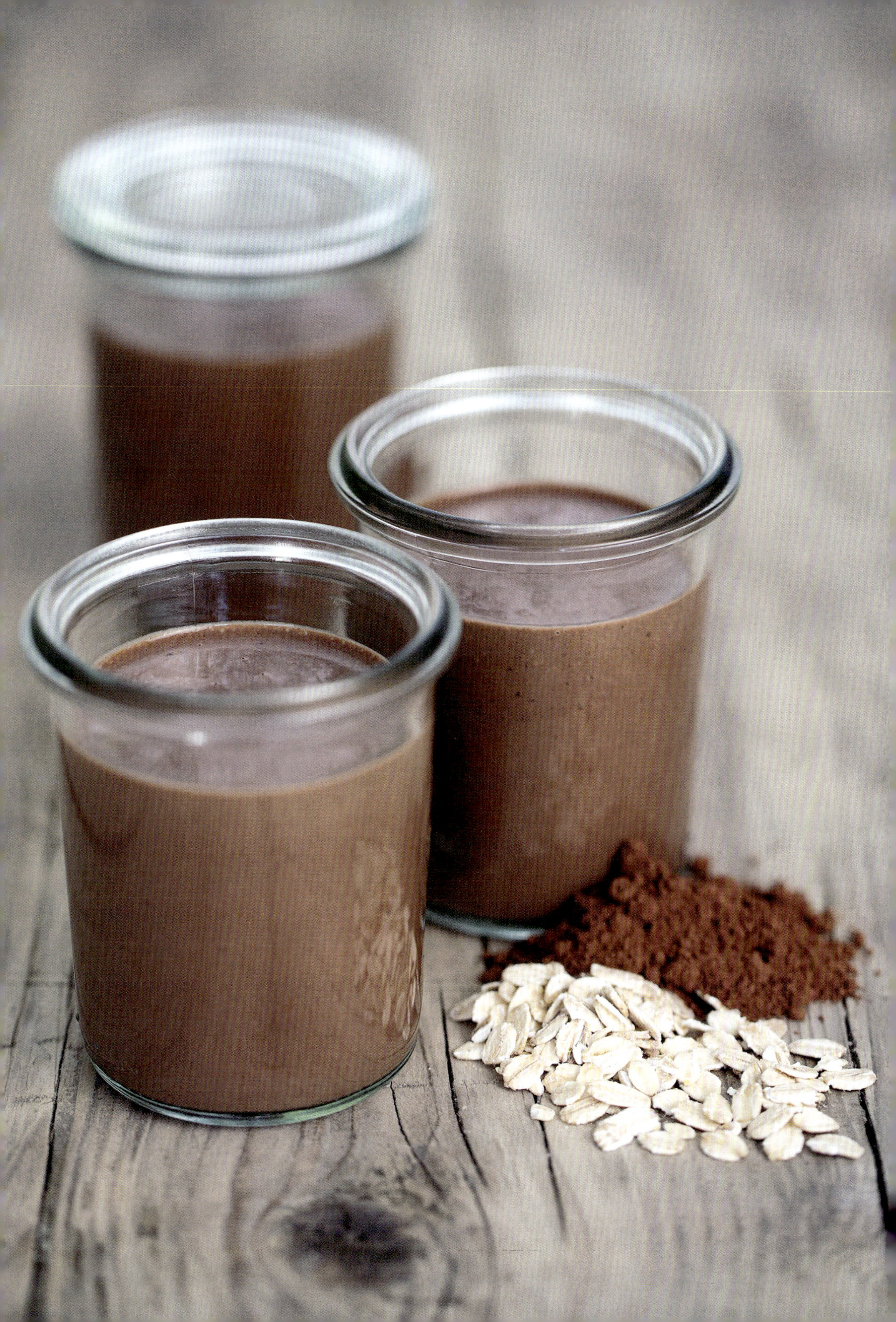

POPEYES GRÜNER LIEBLINGSSMOOTHIE

Zutaten:

Für 1 Person

- 200 Milliliter Wasser
- 100 Milliliter Apfelsaft
- 1 Handvoll Blattspinat
- 1 Apfel, entkernt und grob in Stücke geschnitten
- 1 Banane, in Stücke gebrochen

Zubereitung:

Alle Zutaten in den Mixer geben und gut pürieren.

Tipp: Statt Spinat können Sie auch Mangold verwenden.

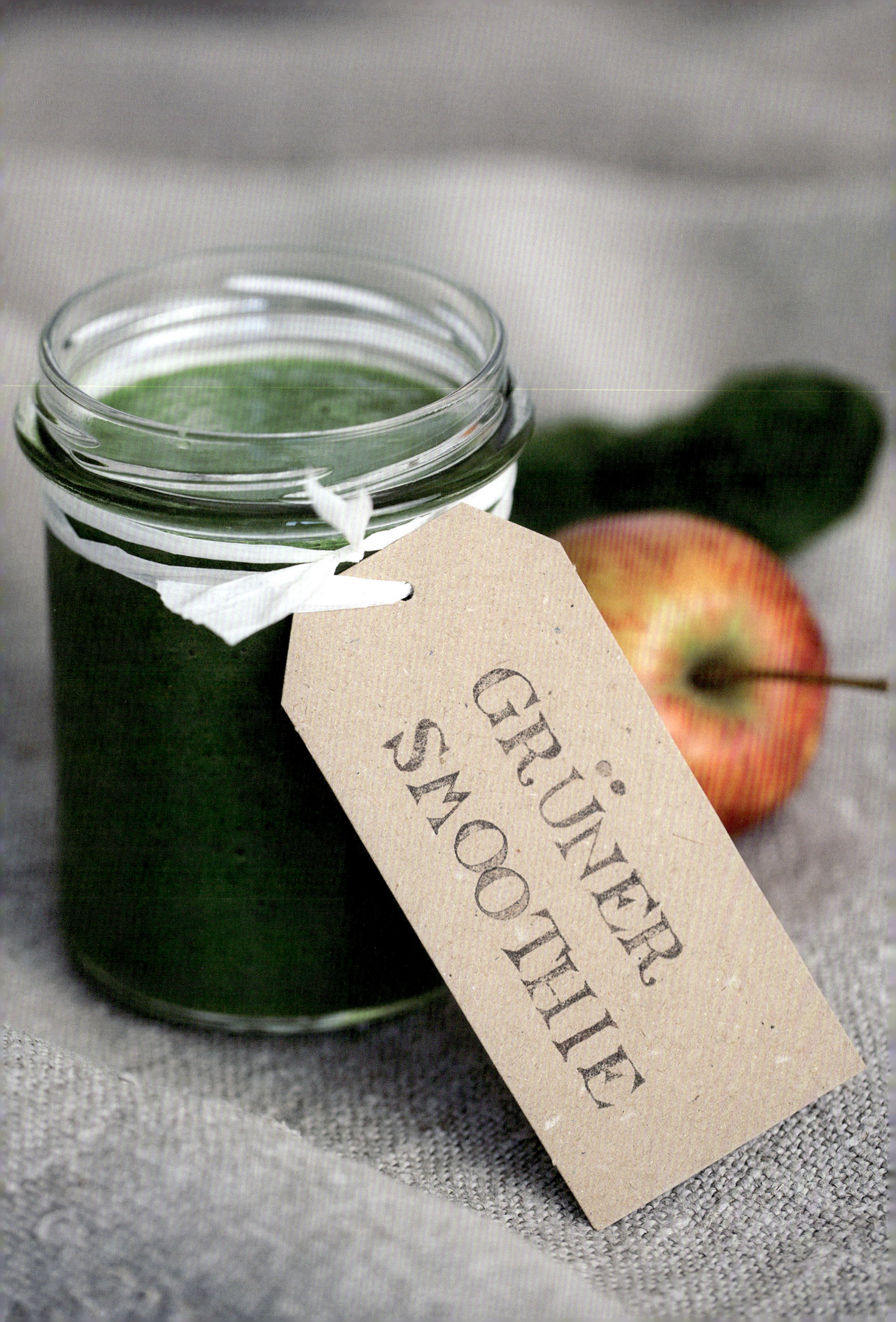
GRÜNER
SMOOTHIE

FRUCHTIGER SMOOTHIE

Zutaten:

Für 1 Person

- 1 Banane, in Stücke gebrochen
- 1 Kiwi, geschält
- 1 Apfel, entkernt und grob in Stücke geschnitten
- 1 Mango, geschält, entkernt und grob in Stücke geschnitten
- 300 Milliliter Ananassaft
- 2 Esslöffel Möhrensaft
- 1 Esslöffel Olivenöl
- 1 Teelöffel Honig

Zubereitung:

Alle Zutaten in den Mixer geben und gut pürieren. Dieser fruchtige Smoothie erfrischt, schmeckt und liefert Vitamine.

Zur Info: Das Olivenöl enthält wichtiges Vitamin E und sorgt zusätzlich dafür, dass das fettlösliche Betakarotin aus dem Möhrensaft vom Körper besser aufgenommen werden kann.

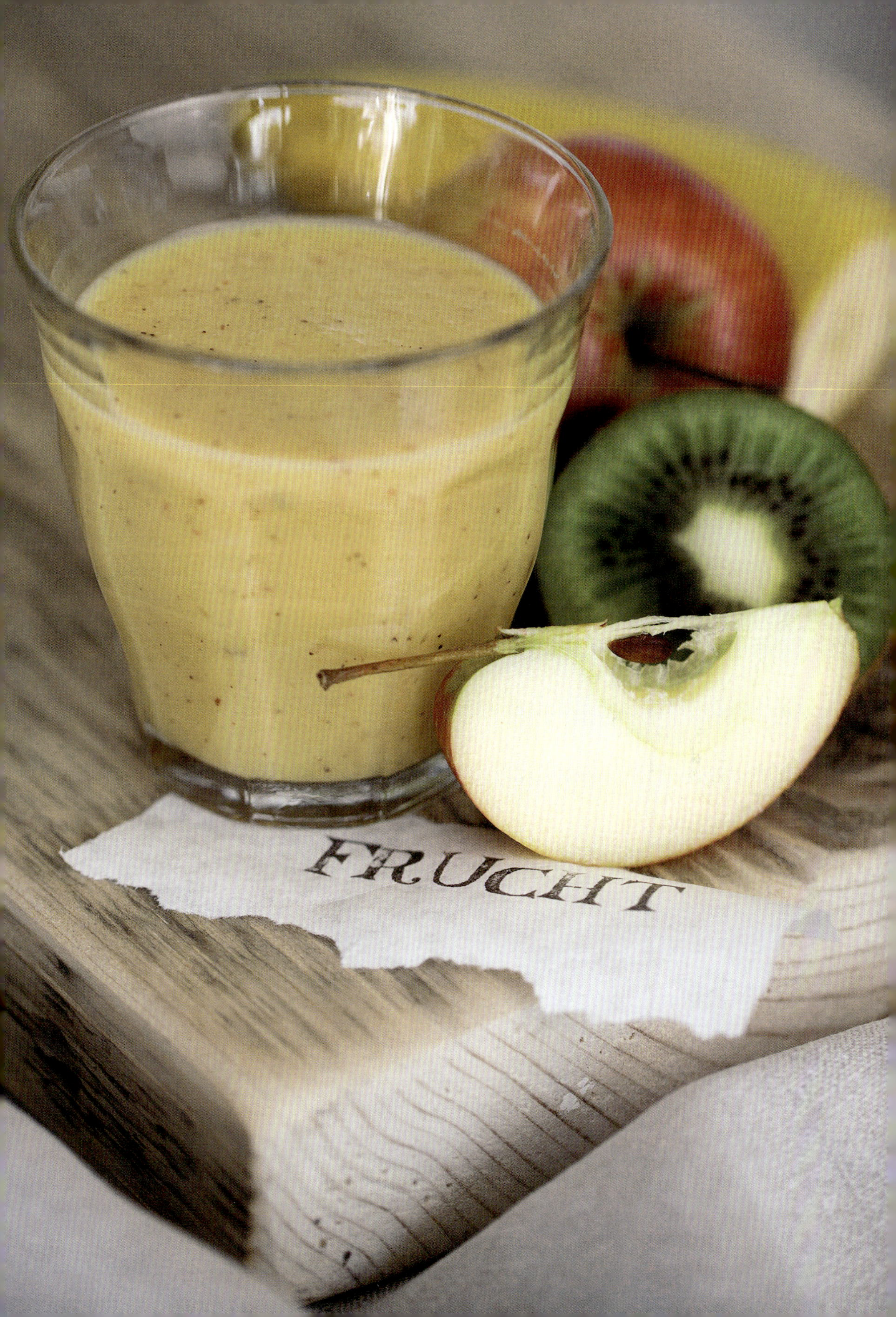
FRUCHT

PILZ-BOHNEN-PFANNE

Zutaten:

Für 2 Personen

- 1 Dose Weiße Bohnen
- 1 Dose Kidneybohnen
- 2 Zwiebeln
- 1 Handvoll frische Champignons und/oder Pfifferlinge
- 250 Milliliter Sojasahne
- etwas Olivenöl
- Salz und Pfeffer nach Geschmack
- 1 Bund Schnittlauch oder ½ Bund Petersilie

Zubereitung:

Das Olivenöl in einer Pfanne erhitzen und die gewürfelten Zwiebeln glasig anbraten. Anschließend die geputzten und in Scheiben geschnittenen Champignons oder die Pfifferlinge dazugeben und ebenfalls einige Minuten andünsten. Jetzt noch die abgetropften Bohnen und die Sojasahne in die Pfanne geben und alles unter regelmäßigem Umrühren etwa 5 Minuten köcheln lassen.

Mit Salz und Pfeffer abschmecken und die klein gehackte Petersilie bzw. den Schnittlauch über die Pilz-Bohnen-Pfanne streuen und servieren.

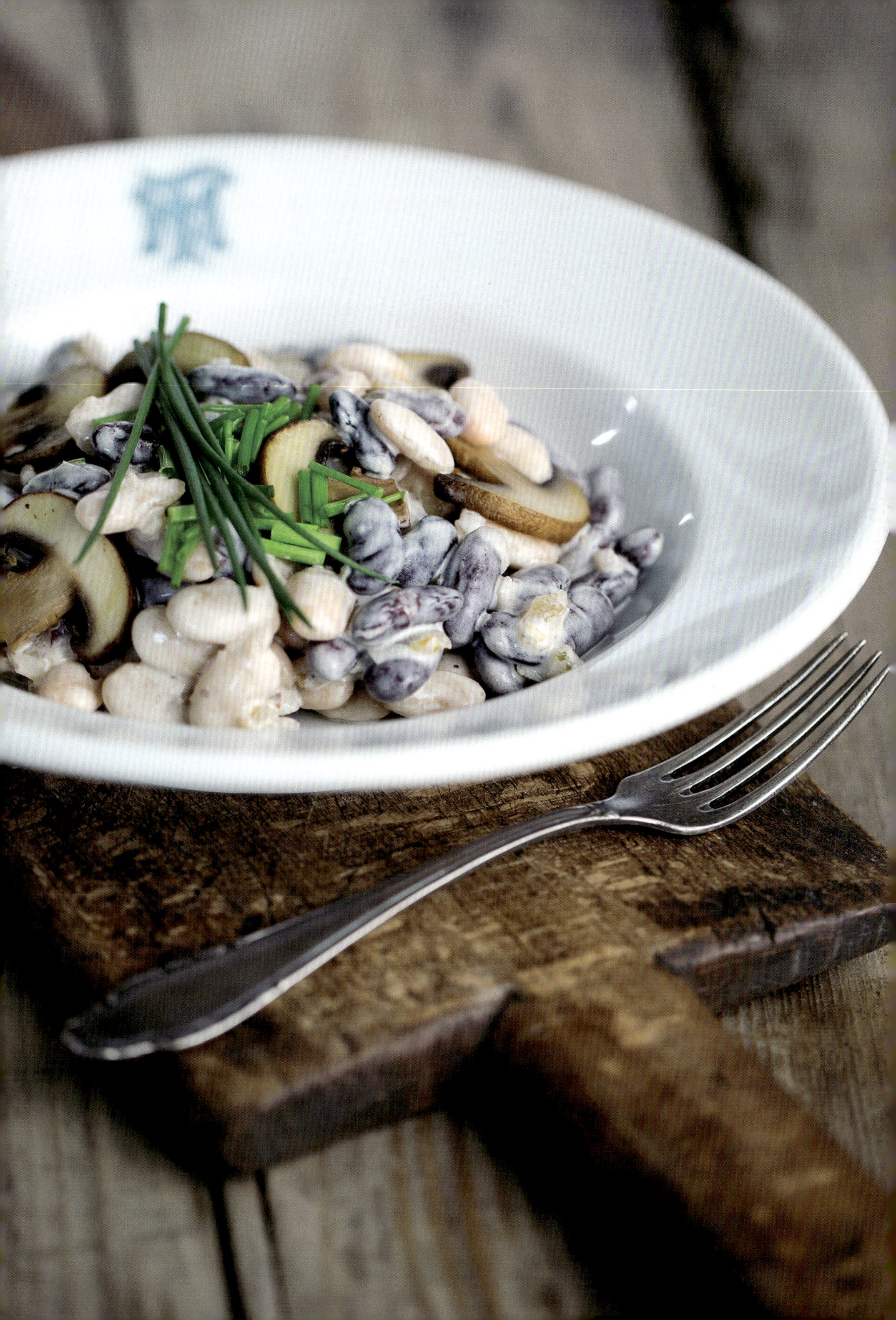

GRÜNKERNBRATLINGE MIT KARTOFFELBREI UND ZWIEBELN

Zutaten

Für 2 Personen

FÜR DIE BRATLINGE

- 125 Gramm Grünkernschrot
- 200 Milliliter Gemüsebrühe
- 1 kleines Stück Sellerie
- 1–2 Möhren
- ½ Zwiebel
- 1 Esslöffel Mehl oder Speisestärke
- 2–3 Esslöffel Haferflocken
- 1–2 Esslöffel Paniermehl
- 3 Teelöffel Senf
- ½ Teelöffel Paprikapulver
- ½ Teelöffel Chilipulver
- 2 Esslöffel Hefeflocken
- 1 Bund Schnittlauch
- Salz und Pfeffer nach Geschmack
- Pflanzenöl zum Braten

Zubereitung:

Für die Bratlinge den Grünkernschrot in der Gemüsebrühe kurz aufkochen, danach ca. 15 Minuten quellen lassen.

In einer Schüssel die geschälten Möhren und den geschälten Sellerie sehr fein raspeln. Zwiebel schälen und fein würfeln. Gewürze, fein gewiegten Schnittlauch, Haferflocken, Paniermehl und das Mehl oder die Speisestärke hinzufügen. Grünkernschrot dazugeben und alles gut durchkneten. Die fertige Masse nochmals 10 Minuten quellen lassen und dann etwa 10 bis 15 Bratlinge daraus formen.

In einer heißen Pfanne mit reichlich Pflanzenöl von beiden Seiten knusprig braten.

Für den Kartoffelbrei die Kartoffeln schälen, vierteln und in Salzwasser gar kochen. Abgießen und mit Salz, Pfeffer, Muskat, Sojamilch oder Wasser und 1 bis 2 Esslöffel Olivenöl stampfen, bis ein Brei in gewünschter Konsistenz entstanden ist. Fein gewiegte Petersilie über den Kartoffelbrei streuen.

FÜR DEN KARTOFFELBREI:

- 5–6 mittelgroße Kartoffeln
- 2–4 Esslöffel Olivenöl
- Salz und Pfeffer nach Geschmack
- Sojamilch oder Wasser
- Petersilie
- etwas geriebene Muskatnuss
- 1 mittelgroße Zwiebel

Die Zwiebel in Ringe oder Würfel schneiden, in 1 bis 2 Esslöffeln Olivenöl anbraten und auf den Brei geben.

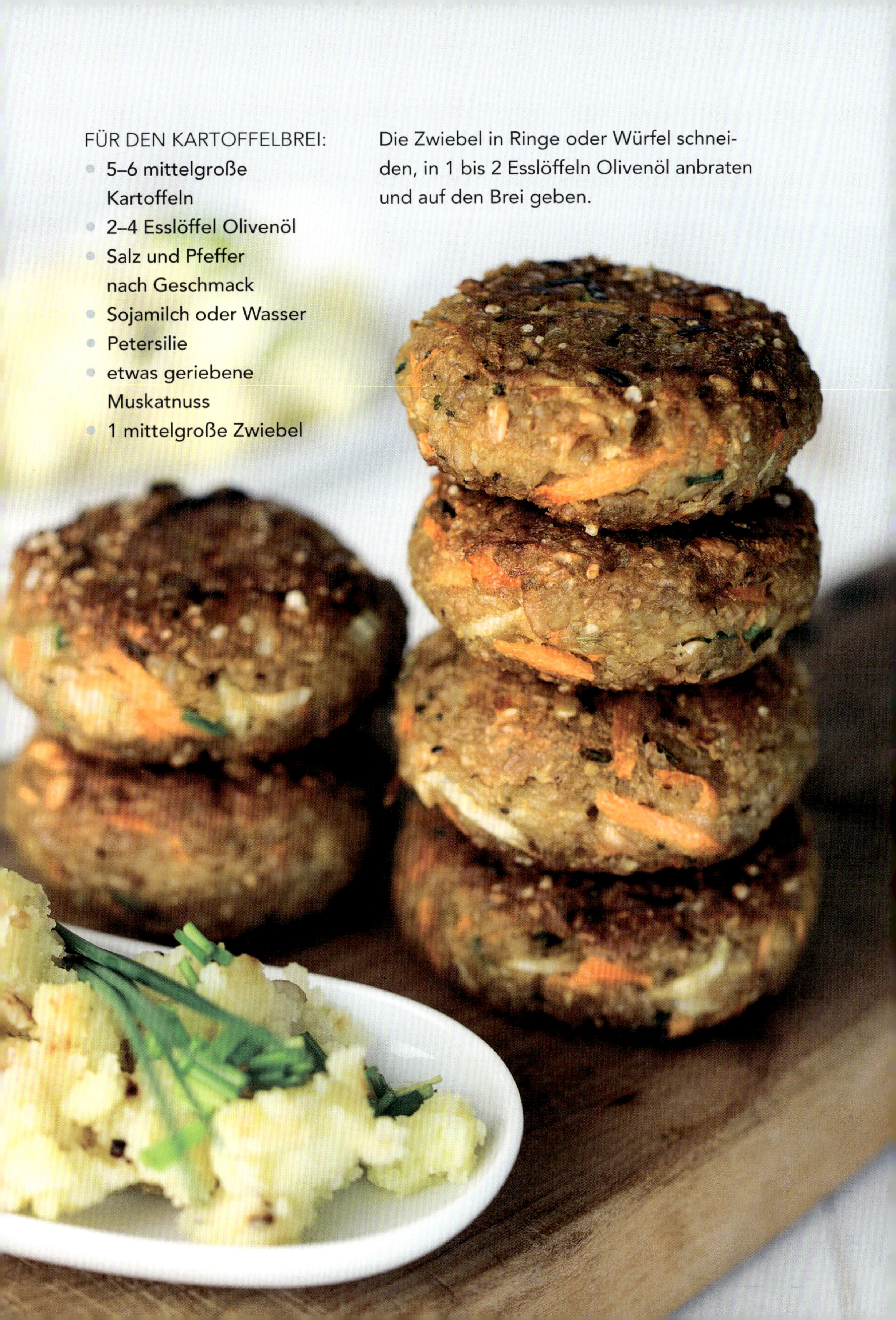

GEMÜSEPFANNE MIT MANDEL-SESAM-TOFU

Zutaten:

Für 2 Personen

- ½ Zucchini
- ½ Aubergine
- 1 rote Paprikaschote
- 100 Gramm Zuckerschoten
- 100 Gramm Brokkoli oder Blumenkohlröschen
- 2 große Möhren
- etwas Olivenöl
- 100 Milliliter Sojasahne
- 2 Esslöffel Sojasauce
- 250 Gramm Mandel-Sesam-Tofu
- Salz und Pfeffer nach Geschmack

Zubereitung:

Etwas Olivenöl in der Pfanne erhitzen und das klein geschnittene oder grob geraspelte Gemüse anbraten. Dann Sojasauce und Sojasahne hinzugeben und unter gelegentlichem Umrühren etwa 15 Minuten bei schwacher Hitze köcheln lassen. Mit Salz und Pfeffer abschmecken. In der Zwischenzeit den in Streifen geschnittenen Mandel-Sesam-Tofu mit Salz und Pfeffer würzen, in einer anderen Pfanne in Olivenöl von beiden Seiten anbraten und dann gemeinsam mit der Gemüsepfanne servieren.

Tipp: Wenn es einmal besonders schnell gehen soll, können Sie statt des frischen Gemüses auch Tiefkühlgemüse verwenden.

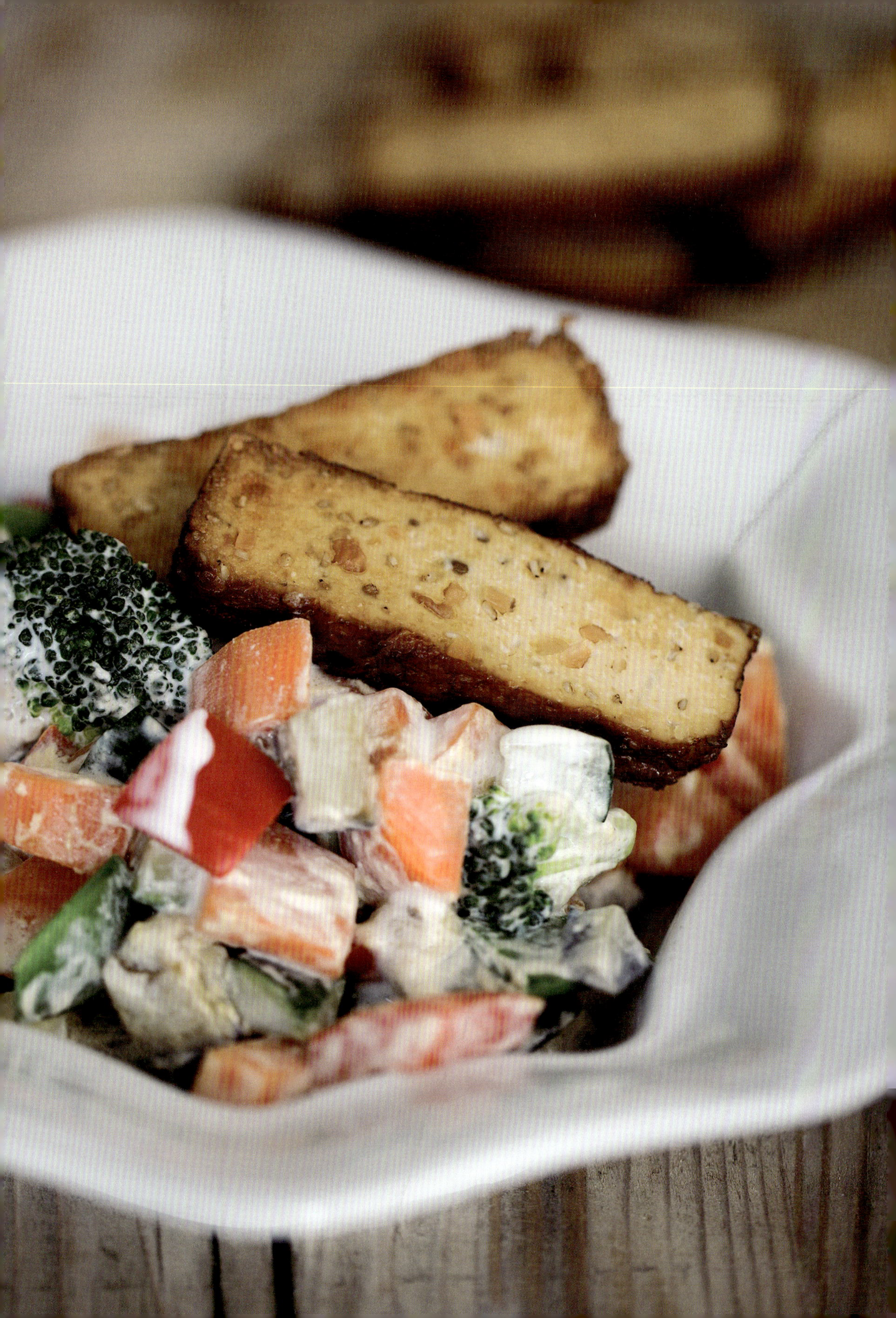

ERBSEN-CREMESUPPE

Zutaten:

Für 2 Personen

- 5 große Kartoffeln
- 500 Gramm tiefgekühlte Erbsen
- 2 Esslöffel Gemüsebrühe
- Sojasahne nach Geschmack
- frische Kräuter nach Geschmack (zum Beispiel Petersilie)
- Salz und Pfeffer

Zubereitung:

Die Kartoffeln klein schneiden und in einem Topf mit etwas Gemüsebrühe etwa 10 Minuten weichkochen. Anschließend die tiefgekühlten Erbsen dazugeben und 5 Minuten mitkochen. Alles in den Mixer geben und pürieren. Nach Belieben mit Salz, Pfeffer und frischen, fein gewiegten Kräutern abschmecken. Zum Schluss noch mit Sojasahne verfeinern.

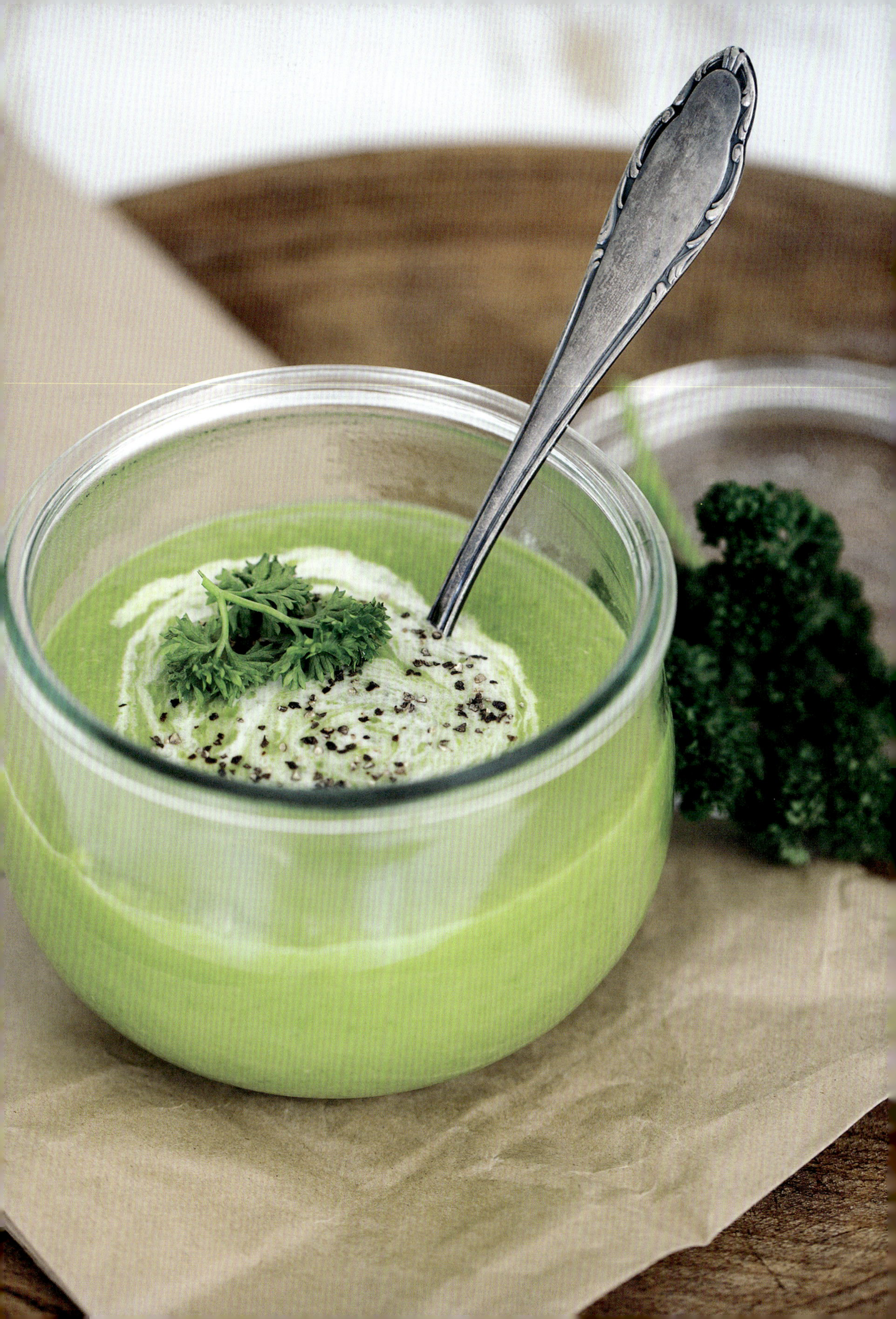

ROTE-LINSEN-PUFFER

Zutaten:

Für 2 Personen

- 200 Gramm rote Linsen
- 2 Zwiebeln
- Salz und Pfeffer nach Geschmack
- etwas Olivenöl zum Braten
- Currypulver

Zubereitung:

Die roten Linsen etwa 4 bis 5 Stunden in ausreichend Wasser einweichen. Danach das Einweichwasser abgießen und die Linsen waschen. Anschließend die Linsen nach Packungsangabe kochen. Dann aus den weich gekochten Linsen mit den fein gehackten Zwiebeln, Salz, Pfeffer und nach Belieben mit Curry einen Teig zubereiten. Nun die Teigmasse löffelweise in das heiße Öl geben, flach drücken und von beiden Seiten knusprig anbraten.

Tipp: Für eine süße Variante lassen Sie einfach das Currypulver weg und servieren die fertigen Puffer mit Apfelmus.

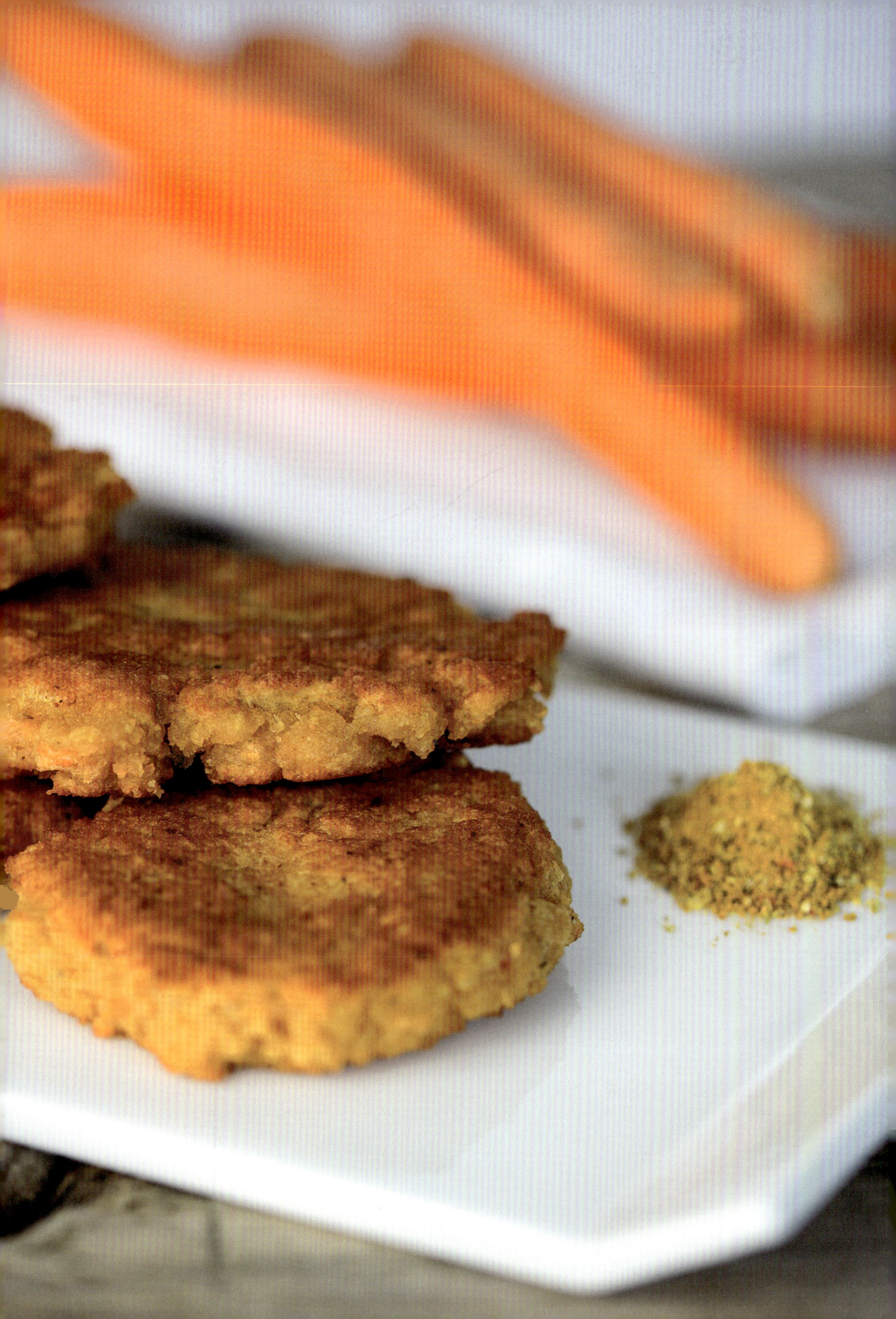

SPAGHETTI MIT SOJABOLOGNESE UND GEMÜSE

Zutaten:

Für 2 Personen

- 250 Gramm Spaghetti
- 250 Gramm gehackte oder passierte Tomaten
- 125 Gramm Sojagranulat
- 2–3 Teelöffel Gemüsebrühe
- 1 Handvoll Cocktailtomaten
- 1 gelbe Paprika
- 1 mittelgroße Zucchini
- 1 Zwiebel
- etwas Olivenöl
- Salz und Pfeffer nach Geschmack
- Oregano
- Basilikum

Zubereitung:

Die Spaghetti nach Packungsangabe al dente kochen. Das Sojagranulat in 300 Millilitern Gemüsebrühe aufkochen und 10 Minuten quellen lassen. Die Zwiebel in einer Pfanne in etwas Olivenöl glasig anbraten, dann die gewürfelte Paprika und Zucchini, die klein geschnittenen Cocktailtomaten hinzufügen und andünsten. Gehackte oder passierte Tomaten und das Sojagranulat dazugeben und unterheben, mit Salz und Pfeffer sowie Oregano und Basilikum abschmecken.

Die Spaghetti mit der Sauce auf einem Teller anrichten.

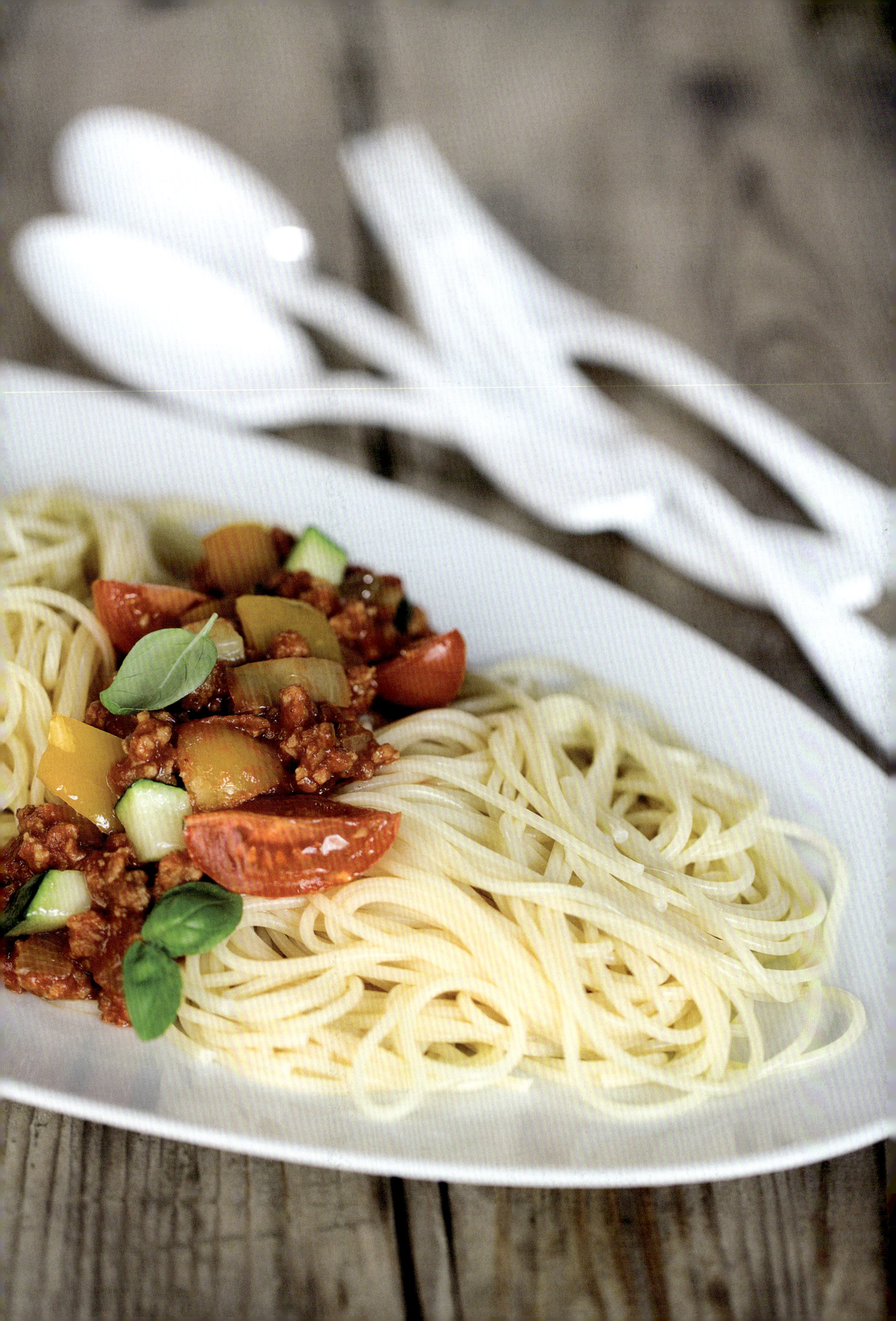

GRÜNE BANDNUDELN MIT ROTER LINSENSAUCE UND RÄUCHERTOFU

Zutaten:

Für 2 Personen

- 250 Gramm grüne Bandnudeln (ohne Ei)
- 250 Gramm Räuchertofu
- 100 Gramm rote Linsen
- ½ Dose gehackte Tomaten
- 100 Milliliter Sojasahne
- Salz und Pfeffer nach Geschmack
- Chilipulver nach Geschmack

Zubereitung:

Die roten Linsen etwa 4 bis 5 Stunden einweichen und danach abgießen. Anschließend in einen Topf geben und ungefähr 10 Minuten unter Rühren köcheln lassen. Die gehackten Tomaten dazugeben und das Ganze noch einmal 5 Minuten auf kleiner Flamme garen. Nun die Sojasahne dazugeben und die Linsensauce mit Salz, Pfeffer und Chilipulver abschmecken. Zur gleichen Zeit die grünen Bandnudeln nach Packungsangabe kochen, den in Streifen geschnittenen Räuchertofu in einer Pfanne anbraten. Den Tofu anschließend mit den Nudeln und der Sauce anrichten.

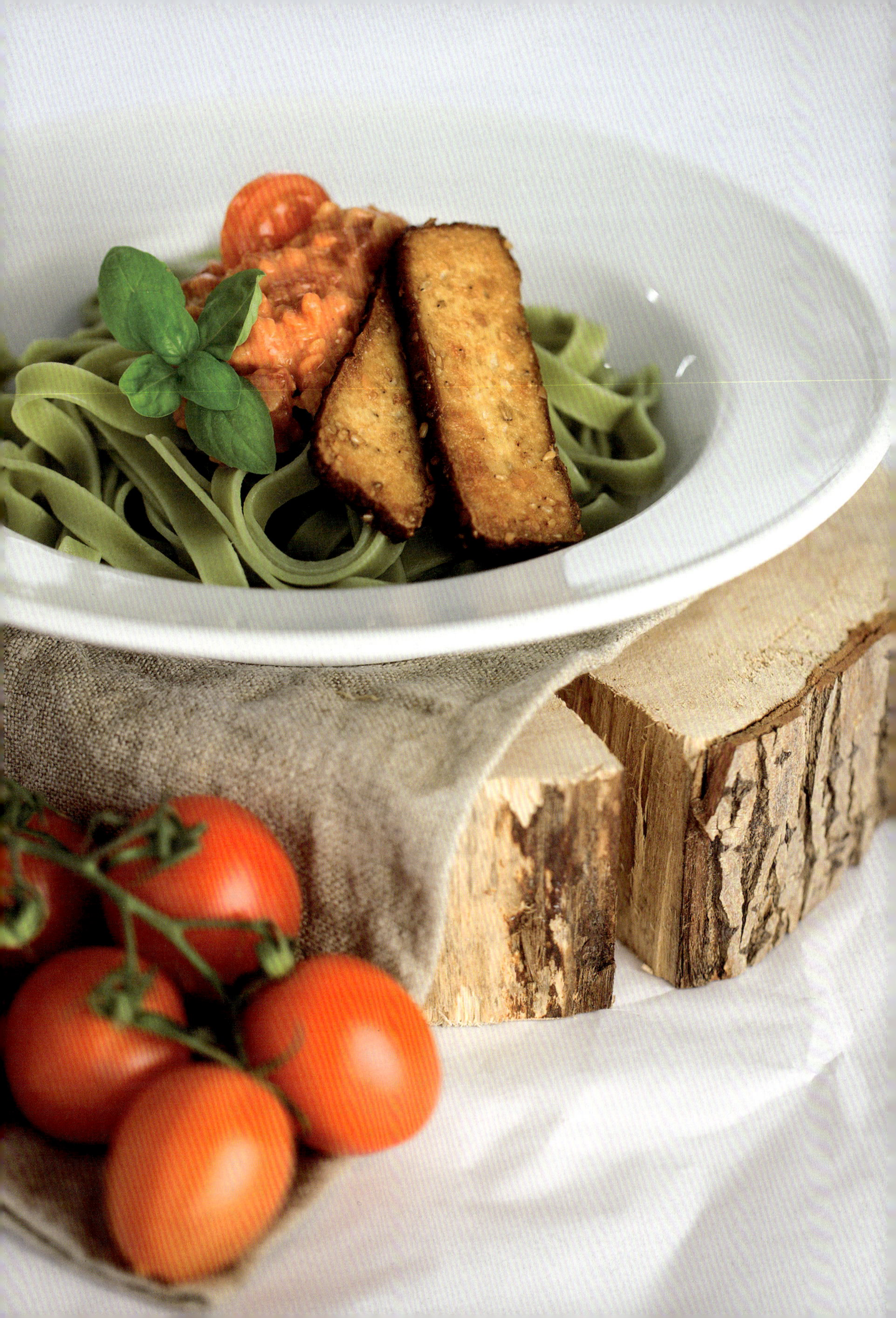

BEWEGUNG IST UNSERE NATUR

Vor über 150 Jahren legten wir Menschen in unseren Breitengraden noch etwa 15 bis 18 Kilometer am Tag zu Fuß zurück. Heutzutage bringen wir es durchschnittlich mal gerade noch auf 800 Meter. Diese Angaben habe ich das erste Mal bei meinem Lehrgang zum Übungsleiter für Gesundheits- und Präventionssport des Landes-Sportbundes gehört. Das ist erschreckend, gerade wenn man bedenkt, dass wir Menschen von Natur aus eine Spezies sind, die dazu gemacht ist, zu laufen und sich ausdauernd zu bewegen. Unser Verdauungs- und Kapillarsystem sowie jede einzelne Zelle unseres Körpers sind evolutionär darauf geeicht. Stellen Sie sich eine Gazelle vor, die man den Rest ihres Lebens an einen Bürostuhl fesselt – mit dem Unterschied, dass wir uns freiwillig fesseln lassen. Die Umfrage einer Krankenkasse ergab, dass 46 Prozent der Deutschen Sport treiben. Vor sechs Jahren waren es noch 56 Prozent.

Wir Wohlstandsmenschen sind oft fehlernährt und übergewichtig (70 Prozent der deutschen Männer sind das), haben uns ans Auto, an das abendliche Bier, den Besuch bei der Fastfood-Kette, die Hormon-Antibiotika-Grillhaxe, die bequeme Rolltreppe und den überfüllten Supermarkt gewöhnt. Wir fragen uns nicht ernsthaft, warum wir teilweise, wenn der Fahrstuhl mal wieder streikt, die schweren Plastikeinkäufe nur noch unter Aufbietung aller Kraftreserven in unsere Wohnung schleppen können und dort völlig außer Atem ankommen.

Wir wissen, dass uns die Pharmaindustrie mit ihren Pillen und Salben schon helfen wird, wenn wir früher oder später gesundheitliche Probleme haben. Wir lassen die Symptome behandeln, aber die Ursache liegt in uns selbst, in unserem fehlenden Antrieb. In unserer Gesellschaft, in der Verkaufszahlen oftmals noch vor dem Wohle des Menschen stehen, wird produziert und erfunden, was das Zeug hält, um uns Verbrauchern das Leben vermeintlich schöner und angenehmer zu machen.

Mehr und mehr Dinge werden produziert, die uns Menschen immer weiter von unserer natürlichen Lebensweise entfernen – das ist der berühmte Ast, auf dem wir sitzen und an dem wir sägen.

Doch wir können das ändern! Sie können das heute noch ändern und sich wieder einem Lebensstil zuwenden, der Ihnen mehr Bewegung verschafft und so Ihren ganzen Körper, Ihren Bewegungsapparat, Ihr Herz-Kreislauf-System, Ihr Immun- und Ihr Hormonsystem, wieder in Schwung bringt!

Beginnen Sie heute damit, Ihren Körper zu spüren und ihn für das einzusetzen, wofür er gemacht ist. Fühlen Sie, wie er unter Belastung reagiert, nehmen Sie Ihren Pulsschlag und Ihre Muskulatur bei der Arbeit wahr. Ihr Körper kann nicht nur einen PC bedienen, ein Gaspedal drücken, einen Einkaufswagen schieben und auf der Couch liegen. Er kann viel mehr, weitaus mehr ... Auch Ihr Körper kann 100 Kilometer am Stück laufen! Voraussetzungen sind aber ein regelmäßiges Training, eine natürliche und vernünftige Ernährung sowie ein starker Wille. „Niemals! Alle anderen vielleicht, aber nicht ich ...", werden Sie jetzt vielleicht sagen. Doch ich garantiere Ihnen, dass Sie es können, *wenn Sie es wollen!* Ich möchte hier niemand zum Ultraläufer machen, das 100-Kilometer-Beispiel soll Ihnen nur die nahezu unendlichen Möglichkeiten aufzeigen, die in Ihnen verborgen liegen.

Um dauerhaft gesund und fit zu bleiben, streichen sie den Aufzug aus ihrem Leben. Gehen Sie Treppen. Treppen sind ein wahnsinnig gutes Trainingsgerät. Beine, Po und das Herz-Kreislauf-System werden so trainiert. Fahren sie mehr Fahrrad, gehen Sie, wenn es sich einrichten lässt, zu Fuß. Melden Sie sich in einem Fitness-Studio oder Sportverein an. Lernen Sie, Ihren Körper das tun zu lassen, wofür er gedacht ist. Ihre Zellen brauchen die Bewegung und die tägliche vermehrte Aufnahme von Sauerstoff, um diese wunderbare Maschine namens „Körper" gesund zu erhalten. Wenn sie nach einem achtstündigen Tag im Büro mit überwiegend sitzender Tätigkeit ins Auto steigen und nach

Hause fahren, um dann ausgepowert im Fernsehsessel einzuschlafen, ist es nur eine Frage der Zeit, wann ihr Körper endgültig vergisst, wozu er da ist. Die Zeit, die Sie jetzt einsparen, weil Sie tägliche Bewegung vermeiden, werden Sie irgendwann für ihre Krankheiten aufwenden müssen.

Gehen Sie nach draußen an die frische Luft, starten sie ein moderates Laufprogramm und/oder machen Sie zu Hause einmal am Tag Liegestütze, Crunches, Kniebeugen und Rückenstrecken im Liegen. (Mehr dazu finden Sie im „Trainingsprogramm für den Alltag", Seite 145 ff.)

Ihr Training beginnt genau da, wo Sie jetzt gerade in Ihrem Leben stehen. Sie entscheiden, ob Sie etwas können oder wollen, niemand anders, nur Sie allein. Machen Sie die Anzahl an Wiederholungen, die Ihnen möglich ist. Steigern Sie sich langsam, aber stetig. Sie werden staunen, was alles mit den einfachsten Mitteln möglich ist.

Nutzen Sie Ihren Körper, fordern Sie ihn! Er wird es Ihnen danken!

Das alles ist keine Zauberei, denn wenn die drei Faktoren Ernährung, Sport und mentale Kraft eine Einheit bilden und wenn Sie bereit sind, Ihre Gewohnheiten zu ändern, wecken Sie in sich schlummerndes Potenzial.

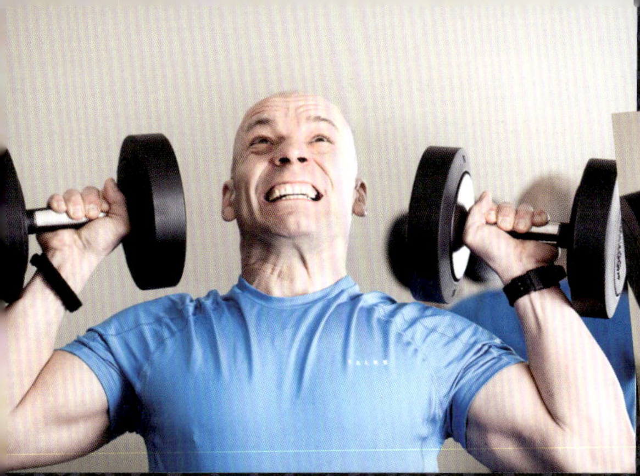

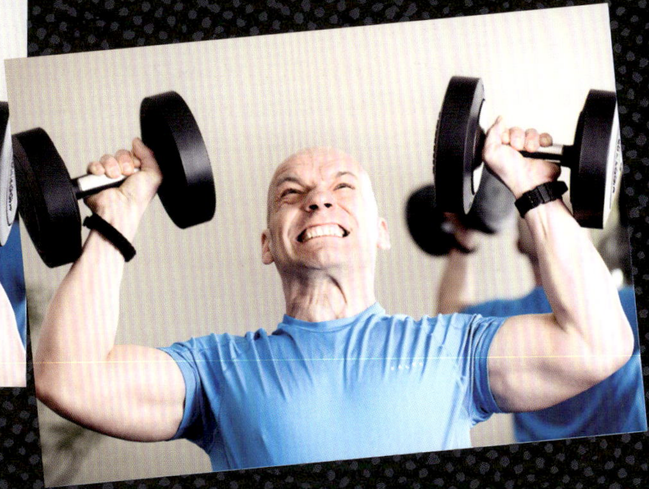

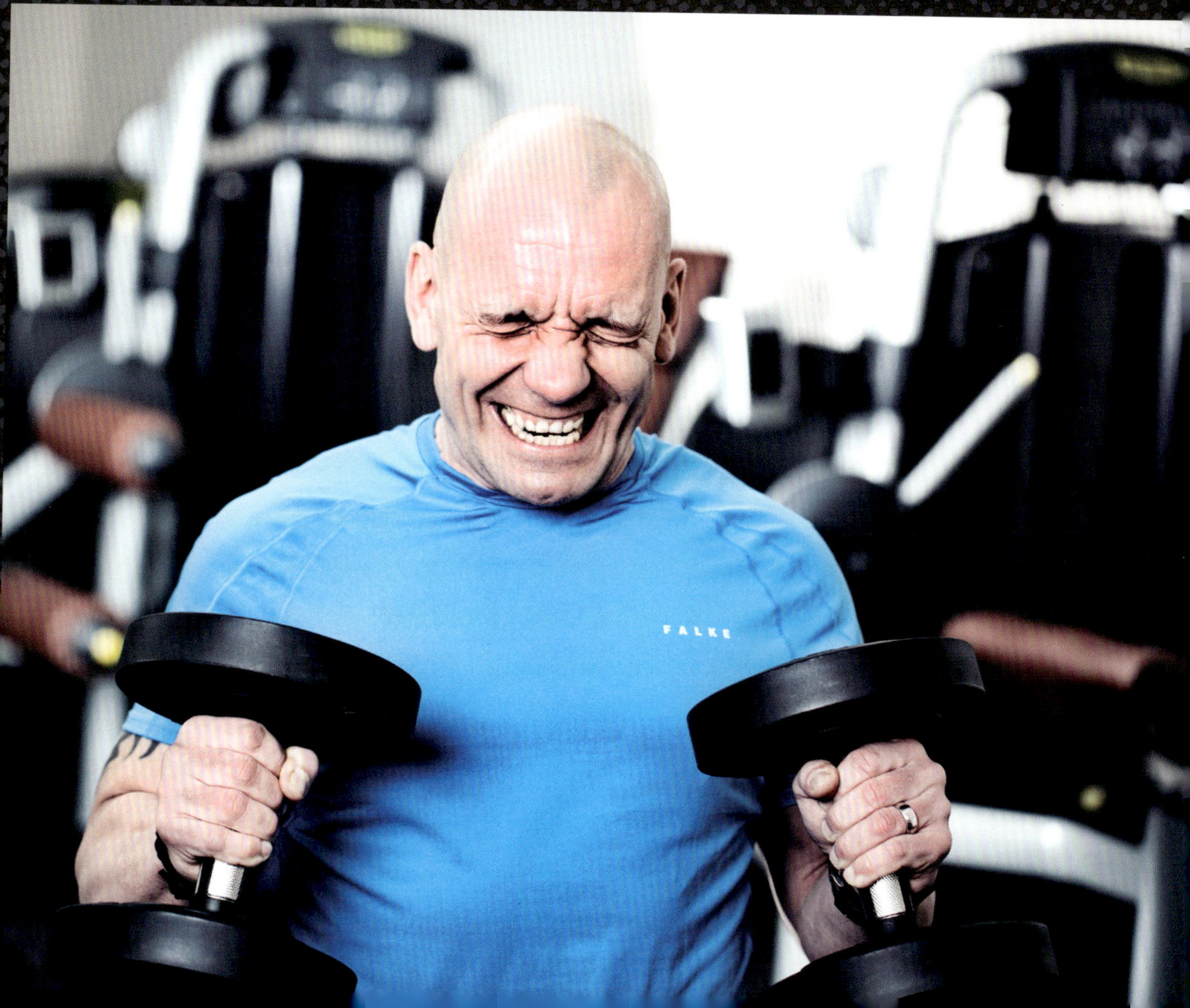
FALKE

WOFÜR WIR MUSKELN BRAUCHEN

Unsere Muskeln halten uns in der aufrechten Position, sie stützen unser Skelett, schützen unsere Organe und machen Bewegung erst möglich. Hätten wir keine Muskeln, würden wir schlaff wie ein Wackelpudding in der Ecke liegen bzw. würden auf der Stelle sterben, da ja auch unser Herz ein Hohl-Muskel ist.

Muskeln setzen Energie um, etwa ein Viertel unseres Energieumsatzes leisten die Muskeln im Ruhezustand, erheblich mehr wird es, wenn wir uns bewegen. Das heißt: Je mehr Muskeln wir haben, desto mehr Fett verbrennen wir – und das selbst im Ruhezustand! Wenn das keine gute Nachricht ist …

Zugleich erzeugen die Muskeln einen wichtigen Teil unserer Körperwärme. Etwa die Hälfte der erzeugten Wärmeenergie brauchen die Muskeln selbst für ihre Bewegungsfähigkeit (Anspannung und Entspannung), der Rest steht dem Körper als „innere Heizung" zur Verfügung.

Insgesamt verfügt der menschliche Körper über 656 Muskeln, von ganz großen wie dem *Gluteus maximus* (dem Gesäßmuskel) bis zum *Musculus stapedius* im Innenohr. Übrigens bewegen wir bei einem herzlichen Lachen allein schon 17 verschiedene Muskeln im Gesicht … Auch eine Art Training!

DAS TRAININGSPROGRAMM FÜR DEN ALLTAG

Dieses Programm besteht aus nur vier Grundübungen zum Krafttraining plus aeroben Bewegungsformen wie Laufen, Fahrradfahren oder Schwimmen als Ausdauertraining. Die Grundübungen fordern die größten und wichtigsten Muskelgruppen Ihres Körpers sowie kleinere Muskeln, die Sie zur Stabilisierung Ihrer Bewegung benötigen. Diese Übungen sind somit ein sehr einfaches, aber effektives Programm, das Ihnen bei regelmäßiger Anwendung viel positive Effekte bescheren kann.

Wichtig ist, dass Sie die Übungen langsam und korrekt ausführen. Machen Sie keine hektischen Bewegungen, nehmen Sie keinen Schwung! Langsam und kontrolliert – das fordert den ganzen Muskel und verhindert Verletzungen. Machen Sie sich also erst einmal mit den einzelnen Übungen vertraut und erlernen Sie die korrekte Technik. Keine Sorge, das ist wirklich nicht sehr kompliziert und Sie werden den Dreh schnell heraushaben! Dann beginnen Sie mit dem Training, bei dem sich Kraft- und Ausdauertraining immer abwechseln.

Mein Tipp: Führen Sie ein kleines Trainingstagebuch, in das Sie die geleisteten Sätze und Wiederholungen eintragen. So haben Sie einen Überblick über Ihre Leistungen und können diese sukzessive steigern.

Wählen Sie die Anzahl der Wiederholungen je nach individuellem Trainingsstand.

BEGINNEN SIE BEISPIELSWEISE MIT 8 BIS 10 WIEDERHOLUNGEN PRO SATZ UND ÜBUNG UND STEIGERN SIE DIESE NACH BELIEBEN NACH EINIGEN WOCHEN. Überfordern Sie sich am Anfang nicht. Jeder Tag, an dem Sie trainieren, ist ein Tag des Erfolges und der Wohltat für Ihren Körper und Ihren Geist.

Im Folgenden werde ich Ihnen vier Grundübungen vorstellen, die Ihnen bei regelmäßiger Ausführung einen effektiven Muskelaufbau bescheren.

LIEGESTÜTZE

Liegestütze sind einfach der Klassiker unter den Körperübungen! Sie trainieren nicht nur die Brust- und Schultermuskeln, sondern außerdem auch die Arme und durch die Körperspannung, die für diese Übung notwendig ist, ebenso die Beine, den Rücken und den Bauch. Besser geht es kaum!

Gehen Sie in die Anfangsposition, die Zehen sind aufgestellt, die Hände direkt unter den Schultern und etwa schulterbreit auseinander auf dem Boden. Halten Sie den ganzen Körper unter Spannung, den Rücken in einer geraden Linie. Lassen Sie den angespannten Körper langsam sinken und atmen Sie dabei ein, dann drücken Sie ihn wieder nach oben und atmen dabei aus.

Wiederholungen Ihrer Fitness entsprechend.

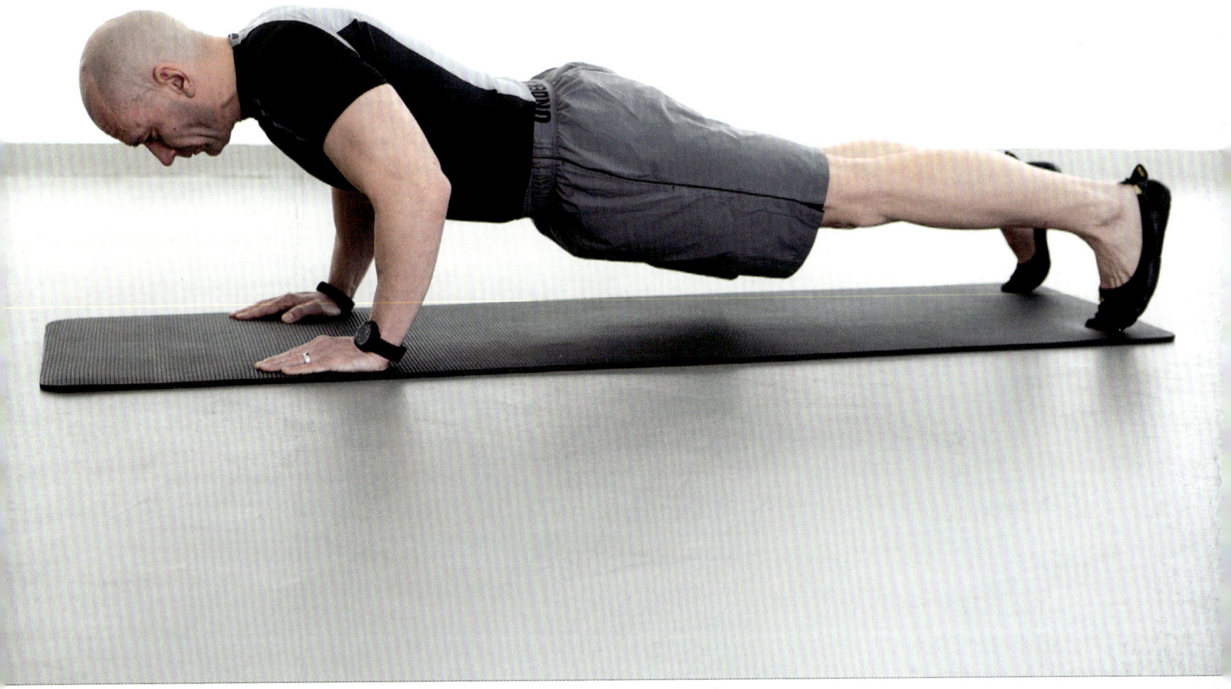

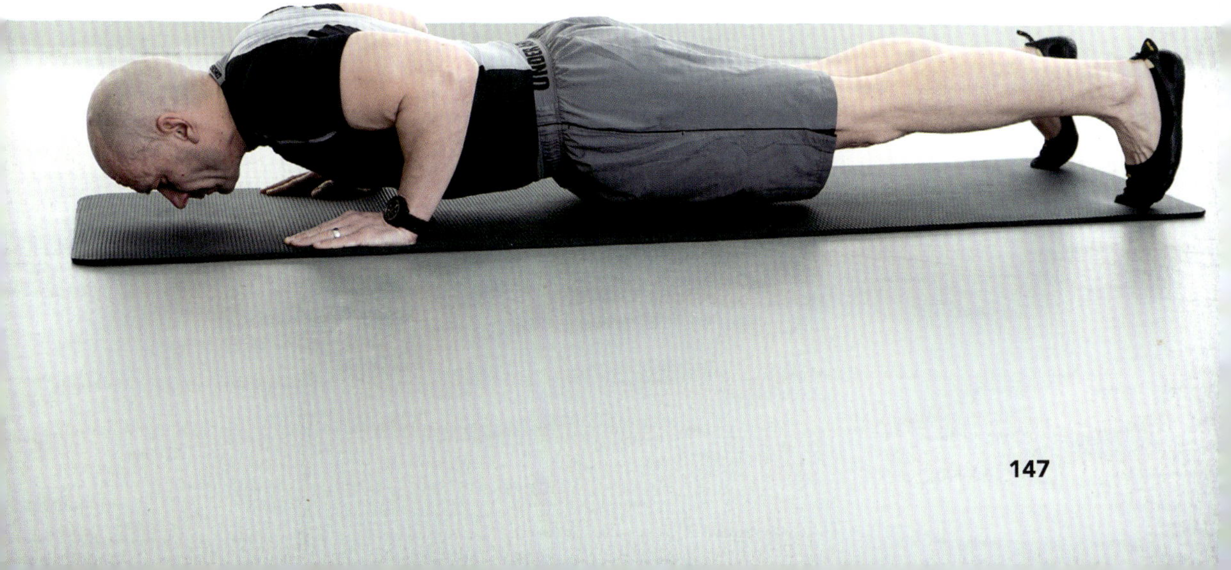

Wenn Ihre Kraft nicht ausreicht, um Ihren Körper so unter Spannung zu halten, können Sie die Liegestütze auch variieren, indem Sie auf Ihre Knie gehen und die Liegestütze aus dieser Position heraus machen. So können Sie sich auf diese Weise langsam an die Übung gewöhnen und später auf die vollen Liegestütze „umsteigen".

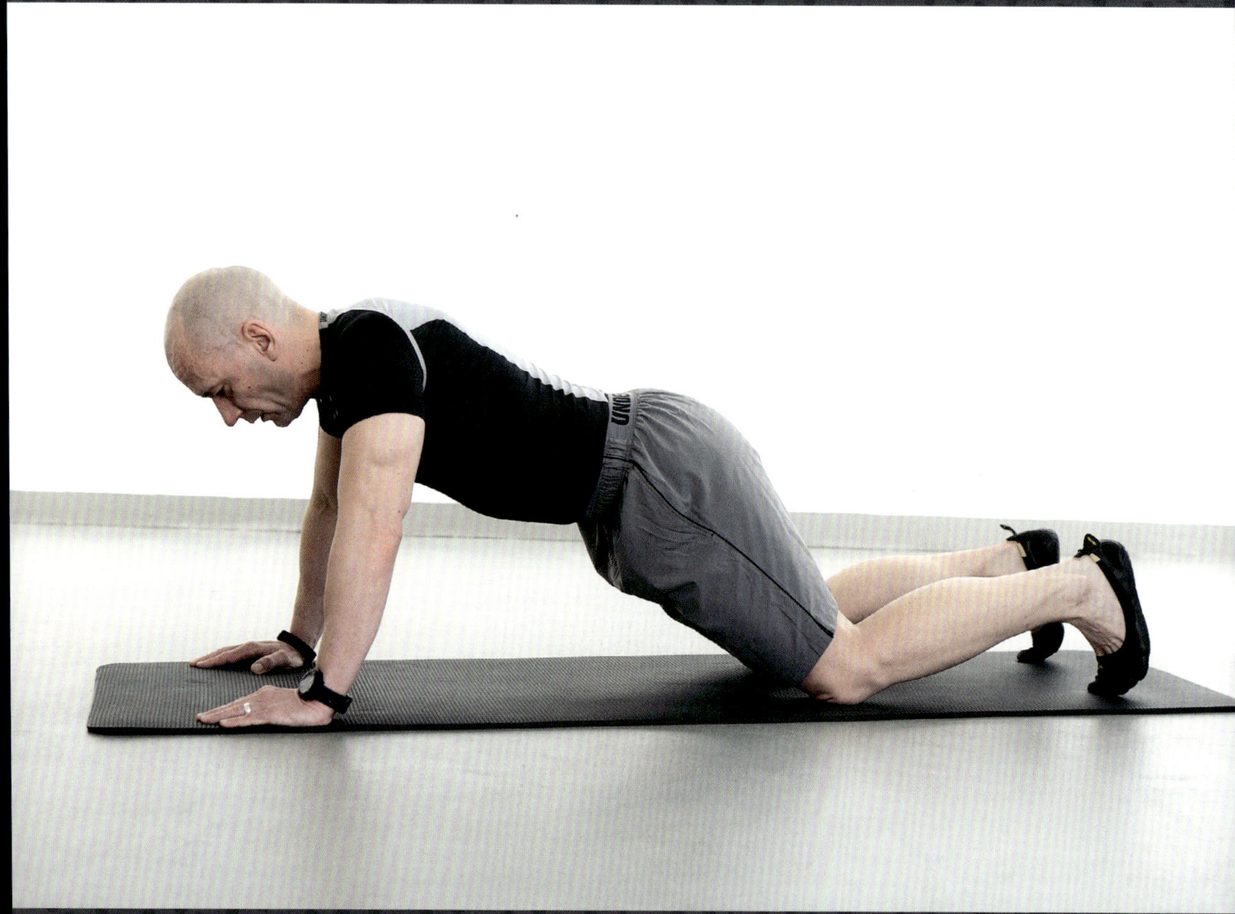

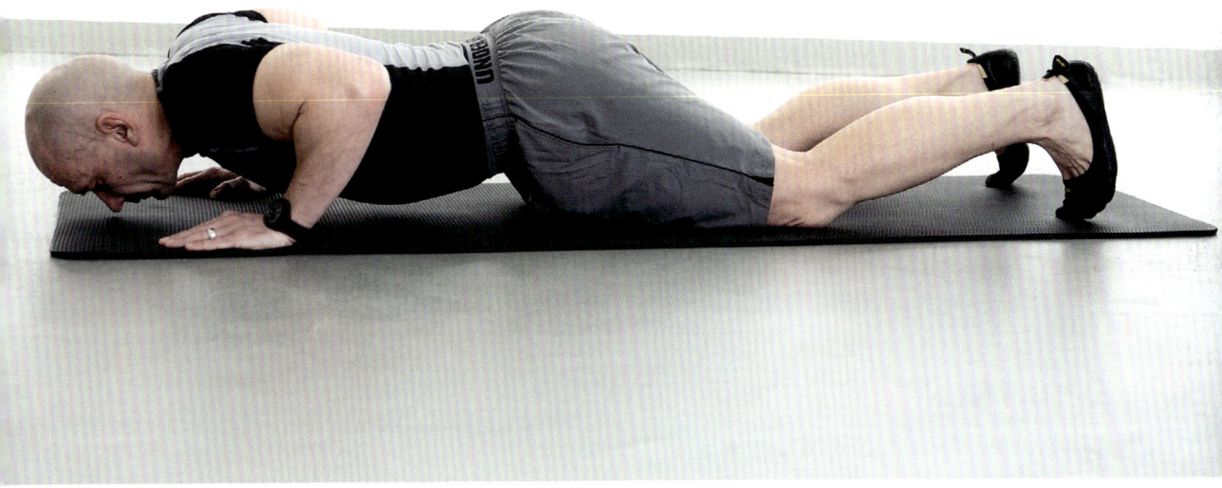

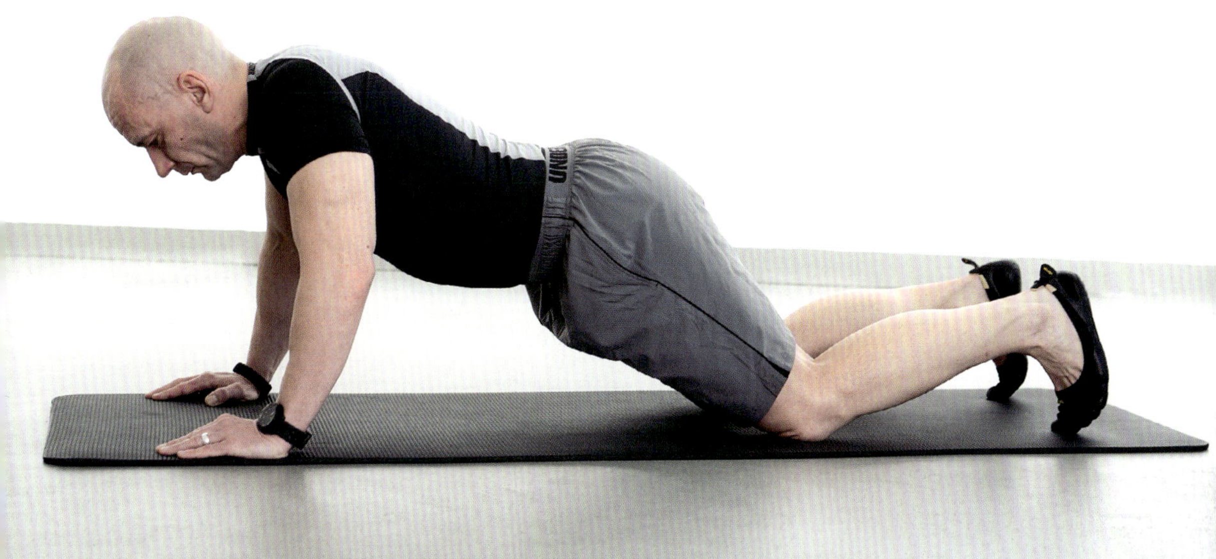

CRUNCHES

Crunches sind eine großartige Übung für die Körpermitte, die damit sowohl an Kontur gewinnt als auch an Kraft, um Ihre Organe zu schützen und Ihren ganzen Rumpf zu stützen.

Legen Sie sich auf den Rücken, die Beine sind angewinkelt, die Füße aufgestellt. Versuchen Sie, den unteren Rücken auf den Boden zu drücken. Legen Sie Ihre Hände seitlich an den Kopf oder verschränken Sie Ihre Finger hinter dem Kopf. Heben Sie Ihren Oberkörper dann langsam durch die Kraft Ihrer Bauchmuskulatur nach oben und atmen Sie dabei aus. Versuchen Sie, die Kraft nicht aus der Hüfte zu holen. Halten Sie den Bauch unter Spannung und lassen Sie den Oberkörper dann langsam wieder in die Ausgangsposition zurücksinken, wobei Sie langsam einatmen. Legen Sie ihn aber nicht auf dem Boden ab, sondern halten Sie eine Position, wie Sie sie auf dem letzten Bild dieser Übung sehen können. Dann kommen Sie wieder nach oben und anschließend lassen Sie sich wieder sinken.

Wiederholungen Ihrer Fitness entsprechend.

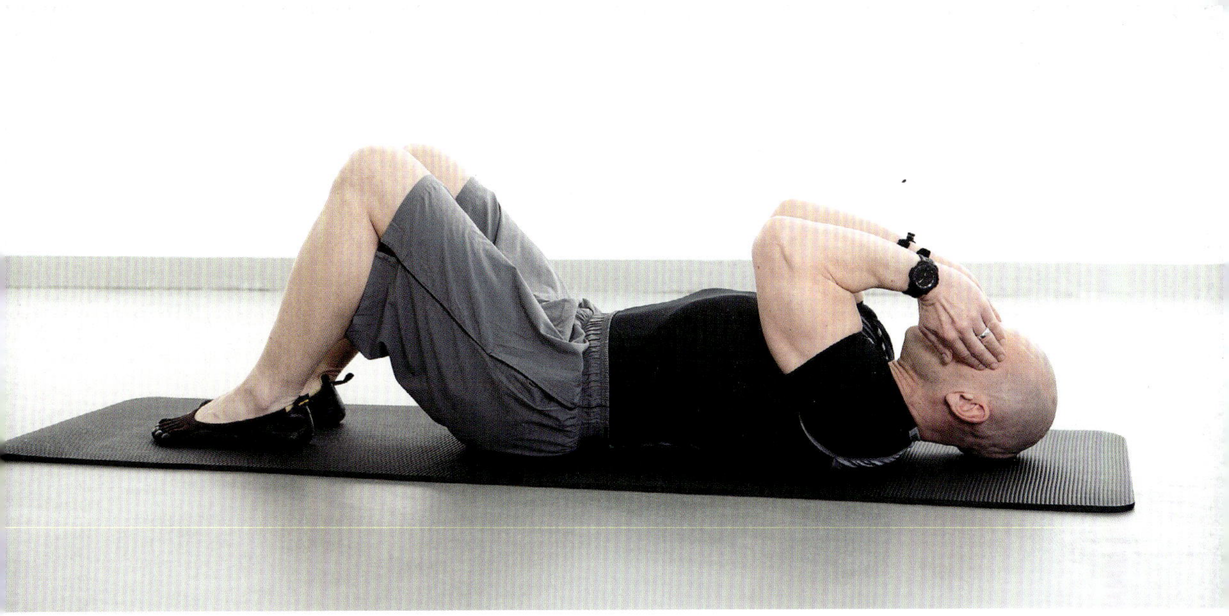

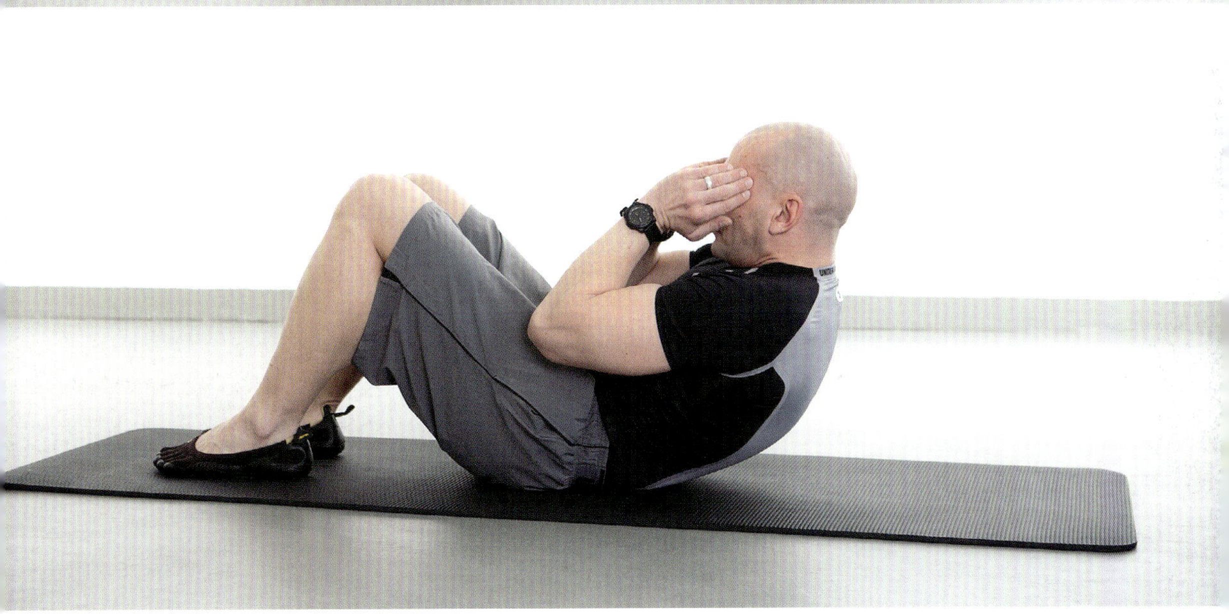

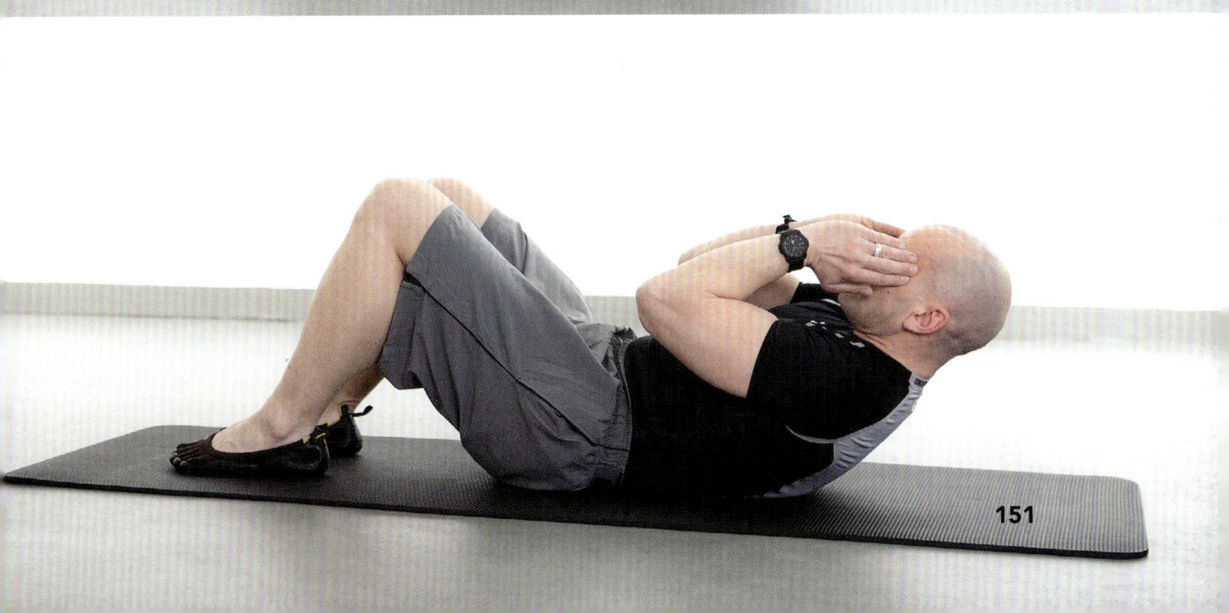

KNIEBEUGEN

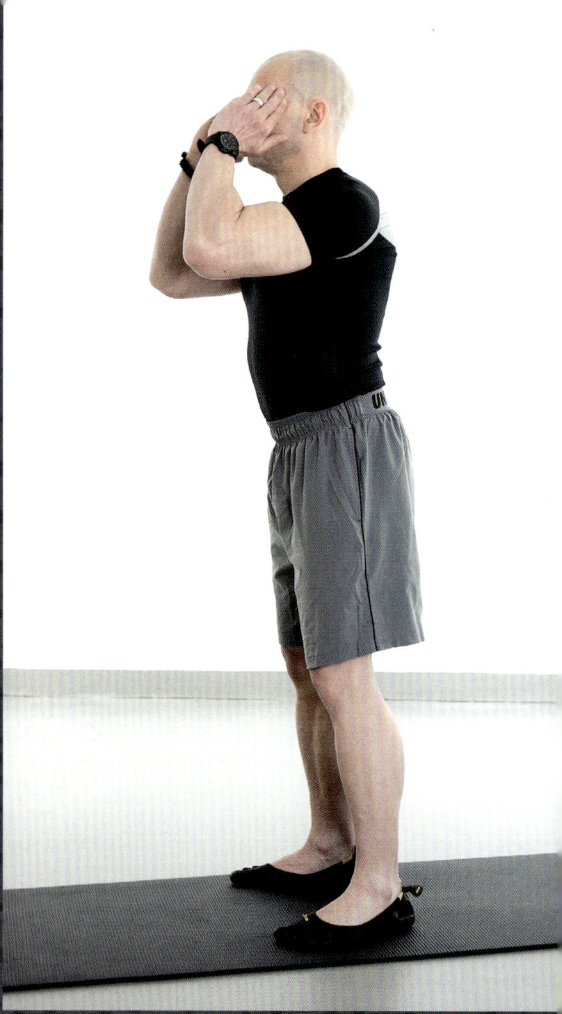

Mit Kniebeugen trainieren Sie die großen Oberschenkelmuskeln und den Gesäßmuskeln, was für wohlgeformte Beine und entsprechende Standfestigkeit sorgt undordentlich Kalorien verbraucht.

Stehen Sie aufrecht, die Füße stehen schulterbreit auseinander, die Zehenspitzen zeigen leicht nach außen. Halten Sie die Hände ähnlich wie bei den Crunches.

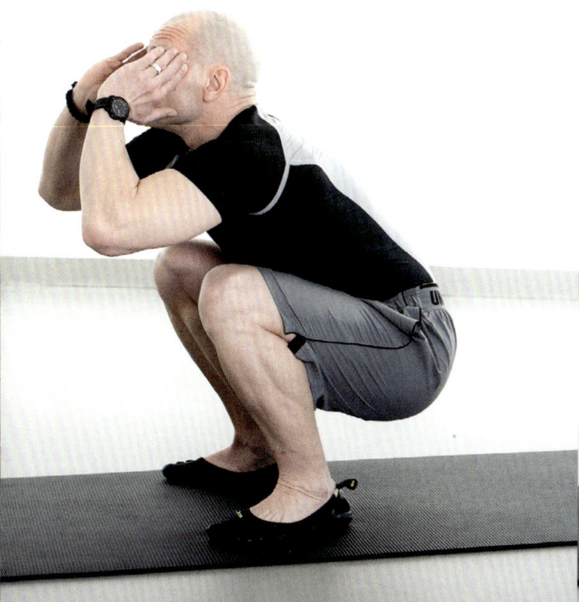

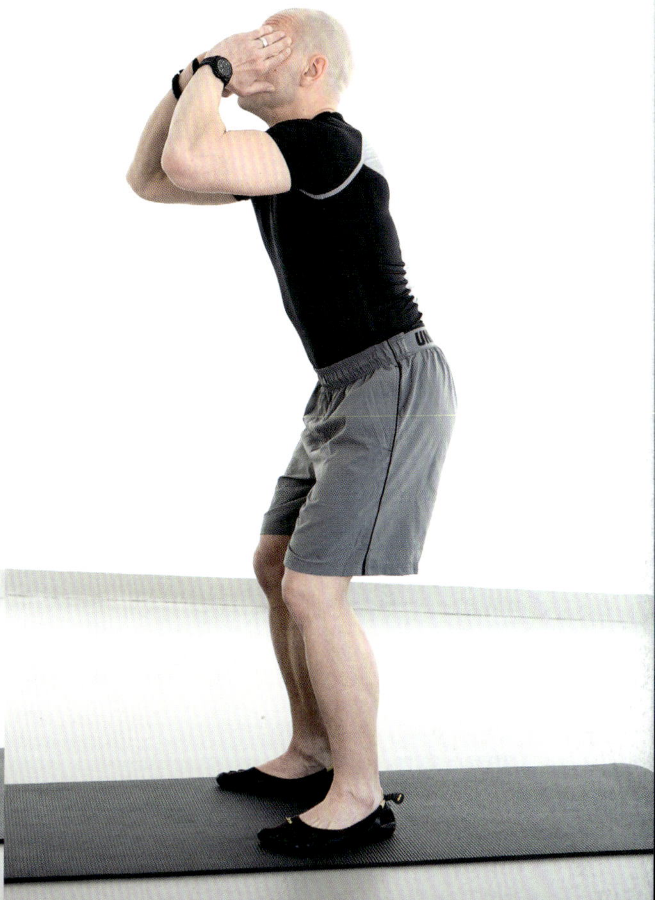

Gehen Sie dann tief herunter in die Knie, bis der Winkel zwischen Ihren Oberschenkeln und Ihren Unterschenkeln kleiner als 90 Grad ist. Atmen Sie dabei ein. Drücken Sie sich wieder nach oben, atmen dabei aus, strecken aber Ihre Beine nicht ganz durch, sondern halten die Muskulatur unter Spannung und gehen dann wieder nach unten.

Wiederholungen Ihrer Fitness entsprechend.

WICHTIG: Halten Sie Ihren Rücken bei dieser Übung gerade und lassen Sie Ihr Gewicht auf dem hinteren Teil des Fußes ruhen, sodass sich Ihre Knie in der Hocke nie vor Ihren Fußspitzen befinden. Früher wurde empfohlen, Kniebeuge nur so weit auszuführen, bis Ober- und Unterschenkel einen rechten Winkel bilden. Mittlerweile hat man aber festgestellt, dass die tiefe Kniebeuge weitaus gelenkschonender ist.

RÜCKENSTRECKEN IM LIEGEN

Diese Übung stärkt den empfindlichen Bereich Ihres unteren Rückens, der in unserer modernen Welt besonders starken Belastungen ausgesetzt ist. Ständiges Sitzen schwächt diese Muskeln, Rückenbeschwerden vielfältiger Natur sind die Folge. Mit dieser Übung stärken Sie diesen Bereich gezielt und tun etwas gegen Rückenschmerzen und Bandscheibenprobleme.

Sie liegen auf dem Bauch auf einer Matte und strecken Ihre Beine und Arme aus. (Die Arme können auch ein wenig angewinkelt bleiben.) Heben Sie Arme und Beine in dieser Position gleichzeitig an, dabei atmen Sie aus, und lassen Sie sie wieder kontrolliert sinken, wobei Sie langsam einatmen.

Wiederholungen Ihrer Fitness entsprechend.

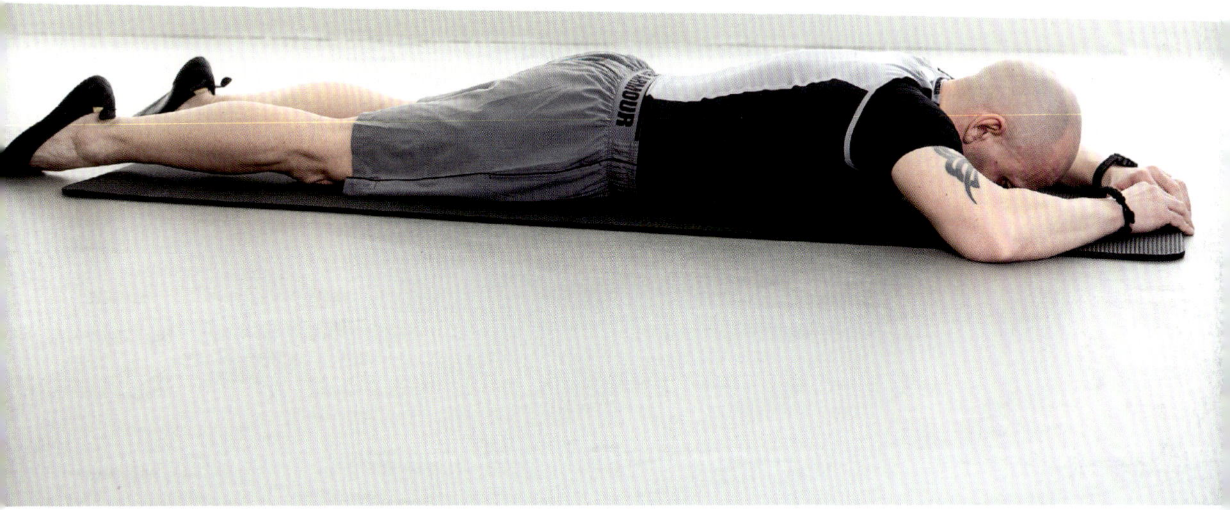

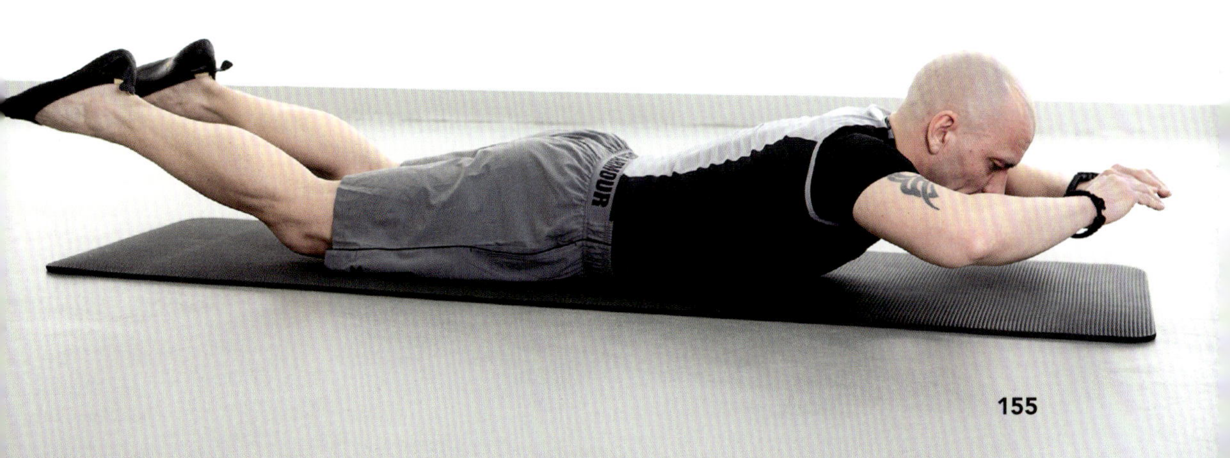

EIN SINNVOLLES KOMBINATIONSTRAINING

Wie viele Wiederholungen ein Satz einer Kraftübung hat, das hängt von Ihrer persönlichen Fitness ab. Beginnen Sie, wie bereits gesagt, mit 8 bis 10 Wiederholungen pro Satz.

MONTAG **Krafttraining**

- 4 Sätze Liegestütze (30 bis 60 Sekunden Pause zwischen den Sätzen)
- 4 Sätze Crunches (30 bis 60 Sekunden Pause zwischen den Sätzen)
- 4 Sätze Kniebeuge (30 bis 60 Sekunden Pause zwischen den Sätzen)
- 4 Sätze Rückenstrecken im Liegen (30 bis 60 Sekunden Pause zwischen den Sätzen)

DIENSTAG **Gehen**

Gehen Sie zügig für 15 bis 20 Minuten an der frischen Luft. Atmen Sie dabei bewusst ein und aus.

MITTWOCH **Krafttraining**

- 4 Sätze Liegestütze (30 bis 60 Sekunden Pause zwischen den Sätzen)
- 4 Sätze Crunches (30 bis 60 Sekunden Pause zwischen den Sätzen)
- 4 Sätze Kniebeuge (30 bis 60 Sekunden Pause zwischen den Sätzen)
- 4 Sätze Rückenstrecken im Liegen (30 bis 60 Sekunden Pause zwischen den Sätzen)

DONNERSTAG **Laufen**

Laufen Sie für 15 bis 20 Minuten nur so schnell, dass Sie sich dabei noch unterhalten könnten.

Gut wäre es, wenn Sie es im Vorfußlaufstil versuchen. Am Anfang ist das sehr ungewohnt und Sie werden am nächsten Tag Ihr Fußgewölbe, Ihre Waden und Achillessehnen spüren. Bleiben Sie aber am Ball.

Sollten Sie noch keine 15 Minuten schaffen, dann laufen Sie 5 Minuten und gehen danach 5 Minuten zügig. Dann wieder 5 Minuten laufen.

Steigern Sie Ihre Laufeinheit individuell um einige Minuten, je nach Trainingsstand, und halten Sie alles in Ihrem Trainingstagebuch fest.

FREITAG **Krafttraining**

- 4 Sätze Liegestütze (30 bis 60 Sekunden Pause zwischen den Sätzen)
- 4 Sätze Crunches (30 bis 60 Sekunden Pause zwischen den Sätzen)
- 4 Sätze Kniebeuge (30 bis 60 Sekunden Pause zwischen den Sätzen)
- 4 Sätze Rückenstrecken im Liegen (30 bis 60 Sekunden Pause zwischen den Sätzen)

SAMSTAG **Schwimmen**

Schwimmen Sie 20 Minuten locker in einem Schwimmstil Ihrer Wahl.

SONNTAG **Krafttraining**

- 4 Sätze Liegestütze (30 bis 60 Sekunden Pause zwischen den Sätzen)
- 4 Sätze Crunches (30 bis 60 Sekunden Pause zwischen den Sätzen)
- 4 Sätze Kniebeuge (30 bis 60 Sekunden Pause zwischen den Sätzen)
- 4 Sätze Rückenstrecken im Liegen (30 bis 60 Sekunden Pause zwischen den Sätzen)

Dieses Programm können Sie bis an Ihr Lebensende beibehalten.

Wenn Sie einmal ein Training ausfallen lassen müssen, ist das nicht so schlimm. Aber achten Sie darauf, dass es nicht zur Gewohnheit wird, das Training ausfallen zu lassen, denn Sie wollen ja dauerhaft fit und gesund werden bzw. bleiben.

Sie können an den Tagen, an denen kein Krafttraining auf dem Plan steht, auch gern einen anderen Sport betreiben. Vielleicht ist Ihnen ja auch mal nach Badminton, Radfahren, Fußball oder Inlineskaten? Steigern Sie Ihren Ausdauersport nach und nach auf je 30 Minuten.

Lassen Sie Ihre Beine so oft wie möglich das tun, wofür Sie gemacht sind ... Meiden Sie Fahrstühle.

Wenn Sie viel sitzende Tätigkeiten ausüben, versuchen Sie einmal pro Stunde Ihren Körper zu strecken, Ihre Muskulatur auszuschütteln und einige Schritte zu gehen.

Michael Griesmeier im Gespräch mit Dirk Grosser

ZUM THEMA „FITNESS UND KÖRPERBEWUSSTSEIN"

Dirk Grosser: *Wie wichtig ist dir dein Körper?*
Michael Griesmeier: Er ist meine wunderbar komplexe und faszinierende Kohlenstoffhülle, bestehend aus Milliarden von Zellen, die mich bis zum Ende meiner Tage durch mein Leben tragen wird. Ich genieße es, wenn mein Körper funktioniert und ich ihn positiv spüre. Ich empfinde eine große Dankbarkeit dafür, dass ich gesund bin. Ich habe die Verantwortung, mich achtsam um meinen Körper zu kümmern, mich zu bemühen, ihm das zu geben, was er braucht, um gesund zu bleiben.

DG: *Was bedeutet Fitness für dich? Warum ist dir Fitness wichtig?*
MG: Zum Glück wissen immer mehr Menschen, wie wichtig es ist, fit zu sein. Über Hunderttausende von Jahren war körperliche Fitness Teil unseres Lebens bzw. unseres Überlebens. Unser wunderbares, sich selbst regulierendes Körpersystem ist darauf ausgelegt, sich jeden Tag zu bewegen. Unsere Knorpel, Sehnen, Gelenke, Knochen und Muskeln brauchen Arbeit, damit sie möglichst bis an unser Lebensende funktionieren. Heute leben aber eine riesige Lebensmittelindustrie, ein teures Gesundheitssystem und eine florierende Pharmaindustrie gut von unserem ungesunden Lebensstil. Die Verlockungen der Werbung und unser innerer Schweinehund sorgen dafür, dass wir immer übergewichtiger werden. Wir leiden an Krankheiten, die es in dieser Form nur in den Industrienationen gibt. Wir denken, dass es ausreicht, wenn wir uns tolle Kleidung anziehen, ins Solarium gehen und uns teure Cremes auf die Haut auftragen, um uns gut zu fühlen. Doch Sport sollte eine der Grundlagen unseres Lebens sein, damit wir gesund, leistungsfähig sein und unser Leben genießen können! Ich zumindest möchte meine gesunde und bewegliche Zeit, in der ich machen kann, was mir Freude bereitet, möglichst lange ausdehnen und ohne Probleme eine Treppe hinauflaufen können.

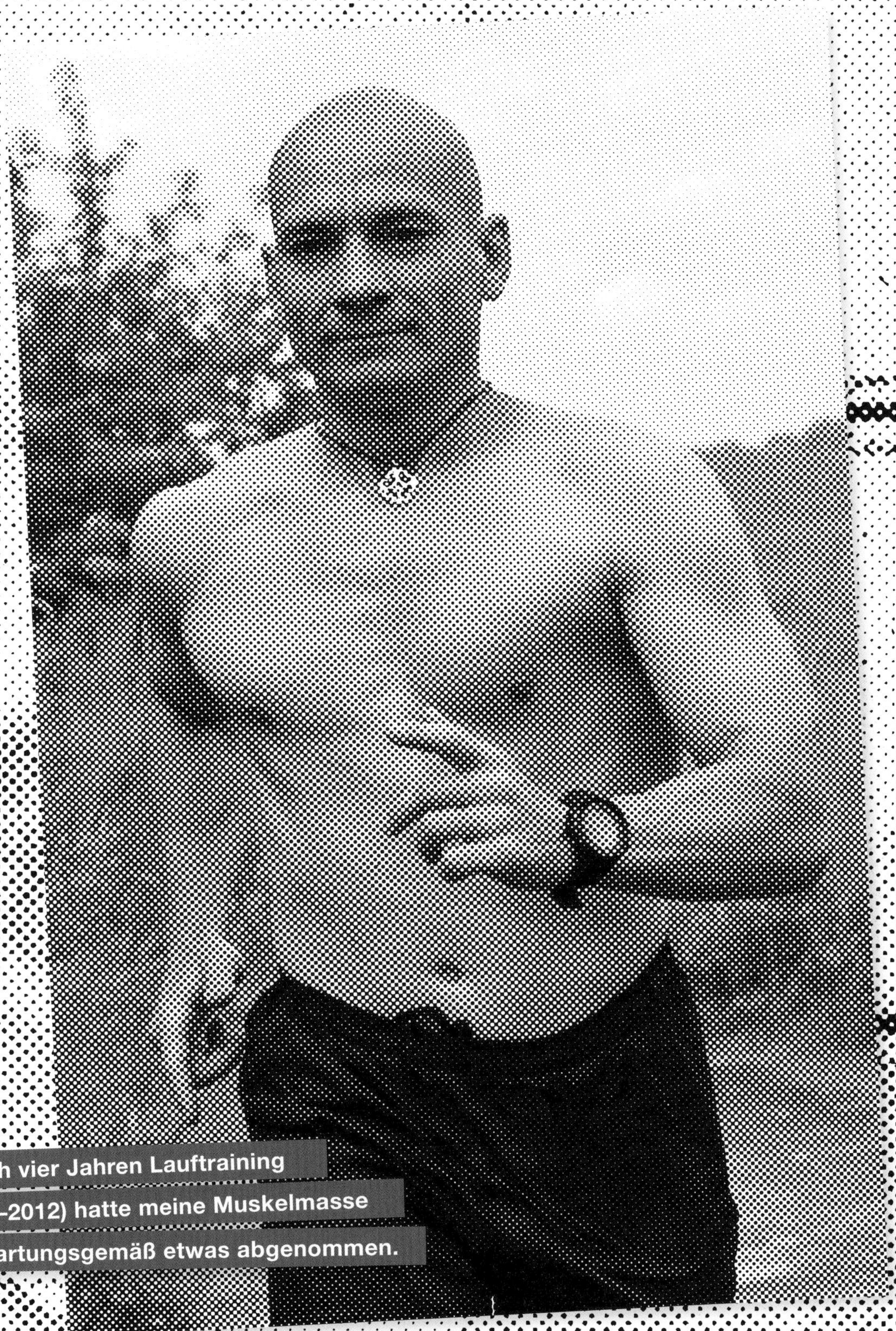

Nach vier Jahren Lauftraining (2008–2012) hatte meine Muskelmasse erwartungsgemäß etwas abgenommen.

DG: *Was sagst du zu jemandem, der einen großen Teil seines Lebens mit Kartoffelchips vor dem Fernseher zu verbringt?*
MG: Ich würde mich mit einer Schale Popcorn gern dazusetzen und ihn fragen, ob wir reden wollen … Warum Menschen ungesund leben, das hat ja sehr individuelle Gründe, und ich finde, jemanden dafür ins Unrecht zu setzen, bringt da gar nichts, im Gegenteil. Jeder hat seine Geschichte, seine Prägung. Und jeder ist ein Athlet, grundsätzlich, wenn sie oder er es will. Die Schritte vom Sein zum Tun sind gar nicht so schwer wie vielleicht angenommen. Es geht ja auch nicht darum, eine Gesellschaft von Zehnkämpfern zu formen. Nein, es geht vielmehr darum, dass jeder herausfinden darf und kann, wo seine persönlichen Ziele liegen. Und dabei können sich Menschen gegenseitig durch Inspiration und Motivation helfen.

DG: *Wo liegt für dich der entscheidende Unterschied zwischen Lauftraining und dem Training mit Gewichten? Wie ergänzen sich diese beiden Sportarten für dich?*
MG: Der Unterschied liegt für mich im Körpergefühl. Als Eisensportler ist es ein wunderbares Gefühl, die aufgepumpte Wärme der eigenen Muskulatur zu fühlen. Es ist faszinierend, wie wenig Zeit der Körper braucht, um sich sichtbar zu verändern. Als Läufer steht eher das Gefühl der Freiheit, des Fließens, des Dahintreibens im Vordergrund. Ich ergänze momentan beide Sportarten miteinander. An einem Tag Eisen, am anderen Tag Laufen. Je nach Lust und Motivation. Laufen und Bodybuilding ist meiner Meinung nach die umfassendste Art, um seinen Körper und seinen Geist zu trainieren. Beim Laufen kann ich neben meinem Herz-Kreislauf-System wunderbar meinen Geist trainieren. Ich kann beim Laufen in der Natur Stress abbauen, indem ich viel Sauerstoff aufnehme und die Welt um mich herum bewusst wahrnehme und spüre. Das Training mit den Gewichten hält meine Muskeln geschmeidig. Es stärkt meinen Knochenapparat, meine Sehnen, Knorpel und Gelenke. Beide Sportarten zusammen sind optimal für ein Kraft- und Ausdauertraining. Jeder Mensch profitiert davon. Ich trainiere übrigens meistens höchstens eine Stunde am Tag.

DG: *Bringt Bewegung für dich Körper und Geist in Einklang oder muss noch etwas dazukommen wie Meditation, Autogenes Training oder etwas Ähnliches?*
MG: Für mich persönlich reicht es aus, wenn ich neben dem körperlichen Training mehrmals am Tag mein augenblickliches Ziel visualisiere und mich darauf fokussiere. Es gab eine problembeladene Zeit in meinem Leben, in der ich die Meditation als sehr hilfreich empfunden habe. Aber momentan nutze ich sie nicht. Ich bitte aber immer zu bedenken, dass jeder Mensch seine ganz individuellen Vorlieben und Bedürfnisse hat. Nur weil ich gewisse Dinge tue und es für mich so gut funktioniert, bedeutet das nicht, dass das ein Erfolgsrezept für jeden ist. Jeder muss seinen ganz persönlichen Weg finden. Ich kann da im Höchstfall inspirieren und/oder motivieren.

UNSERE MENTALE KRAFT

SIE SIND ES, DER ENTSCHEIDET!

Jetzt komme ich zum wichtigsten und damit zum entscheidenden Teil meiner drei Faktoren – dem Geist. Lassen Sie mich vorab noch einmal sagen, dass Ihr Wille Ihr eigentlicher Antrieb ist. Sie könnten auch ohne eine bestimmte Art der Ernährung und ohne Training unvorstellbare körperliche Dinge vollbringen, wenn zum Beispiel Ihr Leben davon abhinge. Der Wille ist jedoch der entscheidende Teil in unserem Geist, der es uns ermöglicht, das zu tun, was wir uns vornehmen. Er ist es auch, der uns hilft, uns weiterzuentwickeln.

Gerade jetzt, wo ich diese Zeilen hier schreibe, muss ich natürlich auch in gewisser Weise meinen Willen aufbringen, um nicht den Laptop zur Seite zu legen, stattdessen hinaus an die Luft zu gehen und die wunderbare Sonne zu genießen.

Damit kommen wir auch schon zu einem wichtigen Aspekt, ohne den unser Wille nicht nachhaltig funktioniert: das Ziel. Wir tun Dinge, um ein bestimmtes Ziel zu erreichen, das uns so wichtig ist, dass wir anderes dafür zurückstellen. Dieses Ziel müssen wir uns immer wieder vor Augen führen, damit wir am Ball bleiben.

Sie wollen zum Beispiel abnehmen, um im Sommer wieder in Ihre alten Kleider zu passen und im nächsten Jahr Ihren ersten 10-Kilometer-Lauf zu absolvieren. Was für ein wunderbares Ziel! Was für eine Motivation, um sich

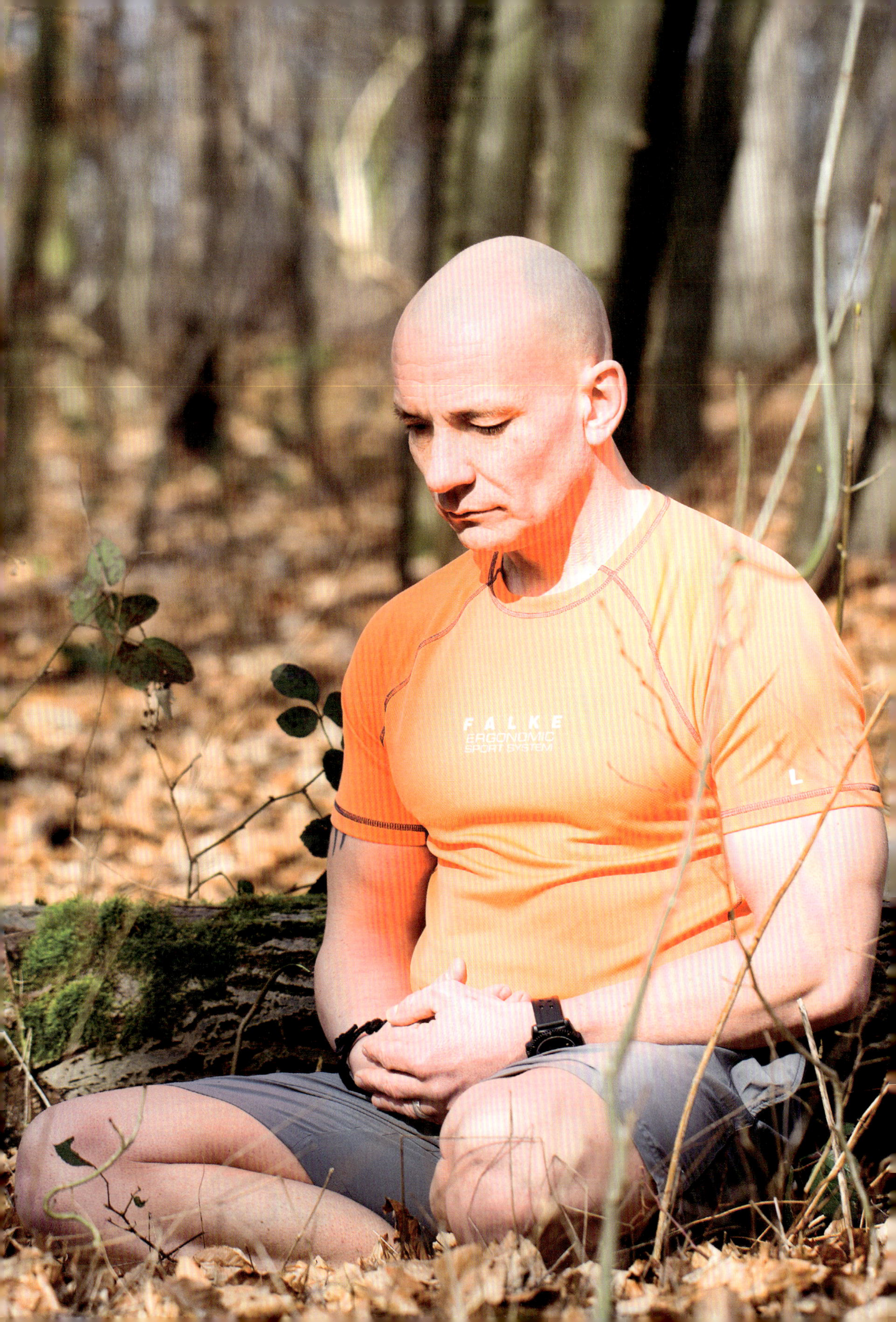
FALKE
ERGONOMIC
SPORT SYSTEM
L

einen Plan zu machen! Einen Plan, den Sie für sich ganz persönlich festlegen, ohne Angst, ohne Scheu. Visualisieren Sie sich selbst, wie Sie wieder Ihre alte Kleidergröße erreichen und wie Sie nach 10 Kilometer über die Ziellinie laufen! Sehen Sie das bildlich vor sich.

Legen Sie dann den Weg zu diesem Ziel fest. Nun wissen Sie genau, wie Sie Ihr Ziel erreichen können. Sie wissen, welche Schritte Sie unternehmen müssen. Jetzt geht es darum, jeden einzelnen Schritt genau aufzuschreiben und diesem Plan dann zu folgen, es einfach zu tun. Wenn Ihnen Ihr Ziel wirklich etwas bedeutet, können Sie den Weg dahin auch zurücklegen. Wenn Ihnen Ihr Ziel wirklich wichtig ist, können Sie auch das, was Ihnen bei der Verfolgung dieses Ziels im Weg steht, überwinden. Mit anderen Worten: Wenn Sie abnehmen wollen und Muskeln aufbauen möchten, dann besteht der Weg zu diesem Ziel aus Training und einer ausgewogenen Ernährung. Und was sie beiseitelassen müssen, wissen Sie selbst am besten. Die Tüte Chips am Abend, die süße Limonade … was auch immer! Sehen Sie Ihr Ziel wahrhaftig vor sich und gefällt Ihnen wirklich, was Sie dort sehen, dann können Sie leicht und locker auf solche Kleinigkeiten verzichten und jeden Tag stolz auf sich sein, an dem Sie Ihrem neuen Weg gefolgt sind!

Handeln Sie aus Ihrem inneren Gefühl heraus, weil Sie es wollen – und niemals, weil vielleicht Ihr Partner oder Ihre Partnerin oder ein Buch oder ein Trend es Ihnen sagen. So werden Sie nicht ans Ziel kommen. Es muss *Ihr Ziel* sein! Die Motivation muss aus Ihnen erwachsen und untrennbar mit Ihnen verschmelzen. Stellen Sie sich immer wieder vor, wie Sie im Sommer vor Ihrem Spiegel stehen in Ihren Lieblingskleidern, die Ihnen jetzt endlich wieder passenden, und/oder wie Sie durchgeschwitzt, aber überglücklich beim 10-Kilometer-Lauf über die Ziellinie laufen, die Arme heben und etwas vollbracht haben, das Sie vor Monaten noch gar nicht zu glauben gewagt hätten.

Als ich mir damals vorgenommen hatte, einen Weltrekord im 6-stündigen Treppenlaufen mit einem 30-Kilogramm-Rucksack aufzustellen, ohne Erfahrung auf diesem Gebiet zu haben, da malte ich mir bereits Wochen vor dem ersten richtigen Training aus, wie ich schwerbeladen Stufe für Stufe erklimme – und letztlich die letzte Stufe schaffe! Ich handelte aus einer kindlichen, wilden Entschlossenheit heraus, aber ohne Ängste und ohne demotivierende Sätze der Eltern, wie etwa dem, dass das ja wohl nicht zu schaffen, ungesund und großer Unsinn sei. Oft sind es Bücher, Studien, Ärzte, die Gesellschaft, Freunde und Bekannte, die uns daran hindern, die eigenen Grenzen zu überwinden.

Denken Sie vor allem angstfrei und positiv. Betrachten Sie Ihr Leben, so oft es geht, aus der Sicht eines Kindes, Ihres inneren Kindes. Für Kinder ist grundsätzlich alles möglich, alles machbar. Lassen Sie sich nicht von außen verrückt machen. Schauen Sie weniger Fernsehen, lesen Sie weniger Zeitungen, Magazine und Zeitschriften. Durchstöbern Sie nicht allzu oft das Internet auf der Suche nach neuen Tipps für Ihre Gesundheit. Das sind alles Dinge, die Sie daran hindern, selbst wunderbare Erfahrungen zu machen und sich Ihre eigene Meinung zu bilden. Seien Sie Ihr eigener Experte! Was Sie wollen, was Sie sich vornehmen, erschaffen Sie erst einmal in Gedanken – und lassen dann zielorientiert Taten folgen!

Unser Gehirn kann emotional nicht unterscheiden zwischen Dingen, die es gerade live erlebt, im Fernsehen sieht oder sich einfach nur vorstellt. Es werden bei all diesen Tätigkeiten immer die gleichen Zentren im Gehirn aktiviert. Diese Tatsache mache ich mir oft zunutze und kann praktisch ständig ohne Aufwand „trainieren", um an mein Ziel zu gelangen. Einfach, aber überaus effektiv programmiere ich jede Zelle in meinem Körper darauf, genau das zu tun, was ich mir gerade vorstelle. Da es so einfach ist, kann man diese Vorgehensweise auf alle Ziele im Leben anwenden. Ob nun als Schüler vor einer komplizierten und entscheidenden Prüfung oder als Suchender, der endlich sein Leben ändern möchte.

Erkennen Sie, wo Sie gerade stehen und wohin Sie gelangen möchten. Erstellen Sie Ihren persönlichen Plan und machen Sie sich auf den Weg. Folgen Sie Ihrem eigenen Pfad. Es ist nie zu spät, das zu werden, was Sie sein möchten. DER WILLE ENTSCHEIDET!

Michael Griesmeier im Gespräch mit Dirk Grosser

DER WILLE – WO LIEGT DER UNTERSCHIED ZWISCHEN „WOLLEN" UND „ERZWINGEN"?

Dirk Grosser: *Du sagst: „Der Wille entscheidet." Wo liegen für dich die Grenzen, die wir akzeptieren müssen?*

Michael Griesmeier: Die Grenzen sind meines Erachtens immer dort erreicht, wo wir Menschen unverantwortliches Leid mit unserem Handeln erzeugen. Wo wir durch unseren unbedachten Konsum schreckliche Dinge wie Massentierhaltung, Naturzerstörung, Welthunger, Armut und Ungleichheit fördern. Das ist etwas, was uns alle angeht und was nicht annehmbar ist. Ich weiß, dass die Frage eher auf den sportlichen Bereich abzielt, aber für mich gehört ein verantwortungsvoller Umgang mit sich, dem Leben und der Umwelt zur geistigen Schulung und Entwicklung des Menschen einfach dazu. Wer auf Dauer sportlich Grenzen überwinden möchte, der wird um die Eigenverantwortung für sein tagtägliches Handeln nur schwer herumkommen. Alles gehört untrennbar zusammen. Und damit sind die Grenzen meines Tuns dort, wo ich die Grenzen anderer Lebewesen verletze!

Ansonsten denke ich, dass wir gewisse Grenzen zum Beispiel in einigen sportlichen Disziplinen schon erreicht haben. Da wird dann versucht, mittels Doping das eigentlich Menschenunmögliche zu erreichen. Die Leistungsgesellschaft, in der wir leben, lässt uns einfach oft nicht die Zeit, die wir bräuchten, um für uns selbst Unglaubliches zu erreichen. Wir haben oft den Anspruch an uns, dass wir innerhalb kürzester Zeit dauerhaft sichtbaren und spürbaren Erfolg haben müssten. Wenn andere das scheinbar auch hinbekommen, warum also nicht ich? Der Grund ist einfach der, dass körperliche und geistige Entwicklung Zeit brauchen und zusammengehören, um nachhaltig zu wirken. Jeder von uns hat sein eigenes Tempo, steht an einem bestimmten Punkt im Leben. Wir müssen uns oft selbst erst einmal kennenlernen, um Grenzen überhaupt zu erkennen und dann körperlich sowie mental überwinden zu können. Natürlich kann im Prinzip jeder einen Marathon laufen. Aber was machen viele Anfänger? Sie vertrauen auf Einlegesohlen, Sohlendämpfungen, Kohlehydrate-Gels, Pulsuhren und „Marathon unter 3 Stunden in 3 Monaten"-Trainingspläne. Anstatt sich erst einmal darüber zu informieren, was Laufen eigentlich ist, was man wirklich dazu braucht, was mit dem Körper passiert, wenn man viermal in der Woche 8 bis 10 Kilometer läuft und dabei immer mit der Ferse aufsetzt, anstatt mit dem Mittel- bzw. Vorfuß. Gerade beim Laufen sind Einfachheit und Natürlichkeit das A und O. Man muss sich selbst kennenlernen, sich selbst erfahren. Wer dann noch versteht, dass der Wille der eigentliche Treibstoff eines Menschen ist und nicht das Kohlehydrate-Gel oder die Uhr, der wird ohne Druck und Zwang dauerhaft gesund sein Ziel erreichen. Kleine mittelfristige Etappenziele setzen, „Niederlagen" mit einbeziehen, auf sich und nicht auf andere vertrauen, die wunderbare Einzigartigkeit des eigenen Ichs kennen- und lieben lernen, verantwortungsvoll und achtsam durchs Leben schreiten – wer so an seine Ziele herangeht, wird seine Grenzen ohne viel Druck überwinden.

DG: *Gibt es für dich einen Unterscheid zwischen „Ich will dieses Ziel erreichen" und „Ich werde es erzwingen"?*
MG: Mit Zwang geht gar nichts im Leben, jedenfalls nicht dauerhaft. Erst recht nicht im Sport. Davon bin ich felsenfest überzeugt. Es ist eminent wichtig, dass man es aus sich heraus will, dass man Vertrauen in seine eigene Stärke und sein Wollen entwickelt und sich selbst „lesen" kann, genau weiß, warum Körper und Geist in Belastungssituationen gerade so reagieren, wie sie es tun. Grundsätzlich ist unser Körper bestrebt, seine Energieressourcen zu schonen und möglichst nicht die eingefahrenen Pfade oder die Komfortzone zu verlassen. Deshalb wird er auch versuchen, uns immer wieder vom Erreichen unseres Zieles abzubringen. Manchmal zwickt die Fußsohle, manchmal meldet sich eine innere Stimme, die die Sinnlosigkeit unseres Unterfangens anprangert. In solchen Situationen müssen wir einfach dranbleiben und verstehen, warum Geist und Körper auf

diese bestimmte Weise reagieren. Sollte beispielsweise die zwickende Fußsohle ein tagelanger Dauerzustand werden, ist es ratsam, seinen Laufstil zu verbessern und/oder einfach mal ein lockeres Schwimmtraining zur Regeneration zu machen. Auch ein angemessenes regelmäßiges Krafttraining hilft dem Laufapparat, entlastet ihn und trägt so zur Regeneration bei. Zwang ist dumm, Verstehen und Wollen ist der bessere Weg.

DG: *Wo fängt Gewalt gegen sich selbst an?*
MG: Für mich bedeutet Gewalt gegen mich selbst, dass ich etwas dauerhaft tue, was ich nicht wirklich will und was mir keine Freude bereitet. Wenn ich mir diese Definition genau anschaue, gibt es also sehr viele Menschen, die sich in ihrem Alltag selbst Gewalt antun – und das oft jeden Tag. Darüber sollte man einmal nachdenken.

DG: *Wie gehst du mit deinem eigenen Älterwerden um? Sicherlich ändert sich auch bei dir die Leistungsfähigkeit …*
MG: Ich nehme mein Älterwerden an. Es gehört zu meinem Leben. Für mich ist immer der Wille entscheidend und nicht das Alter. Ich setze mich nicht unter Leistungsdruck, indem ich besser als andere sein möchte. Ich bin mein eigener Gradmesser. Dadurch fällt es mir leichter, Leistung abzurufen. Mir ist wichtig, dass ich zufrieden bin und dass ich Spaß habe an dem, was ich tue.

DG: *Wie fühlt es sich für dich an, wenn du an deine eigene Sterblichkeit denkst?*
MG: Es ist für mich ein beruhigender, sanfter und befreiender Gedanke – und ein ebensolches Gefühl. Natürlich hoffe ich, wie wohl jeder von uns, dass der Tod ohne langwieriges Leid eintreten wird. Ich nehme mich nicht so wichtig und bin deshalb auch nicht gekränkt, dass ich irgendwann einmal abtreten muss. Das ist der Lauf der Dinge, dem wir uns nicht entziehen können. Ich bin unendlich dankbar dafür, dass ich bisher ohne Hunger und in Frieden leben durfte. Dass es Menschen gibt, die mich so akzeptieren, wie ich bin.

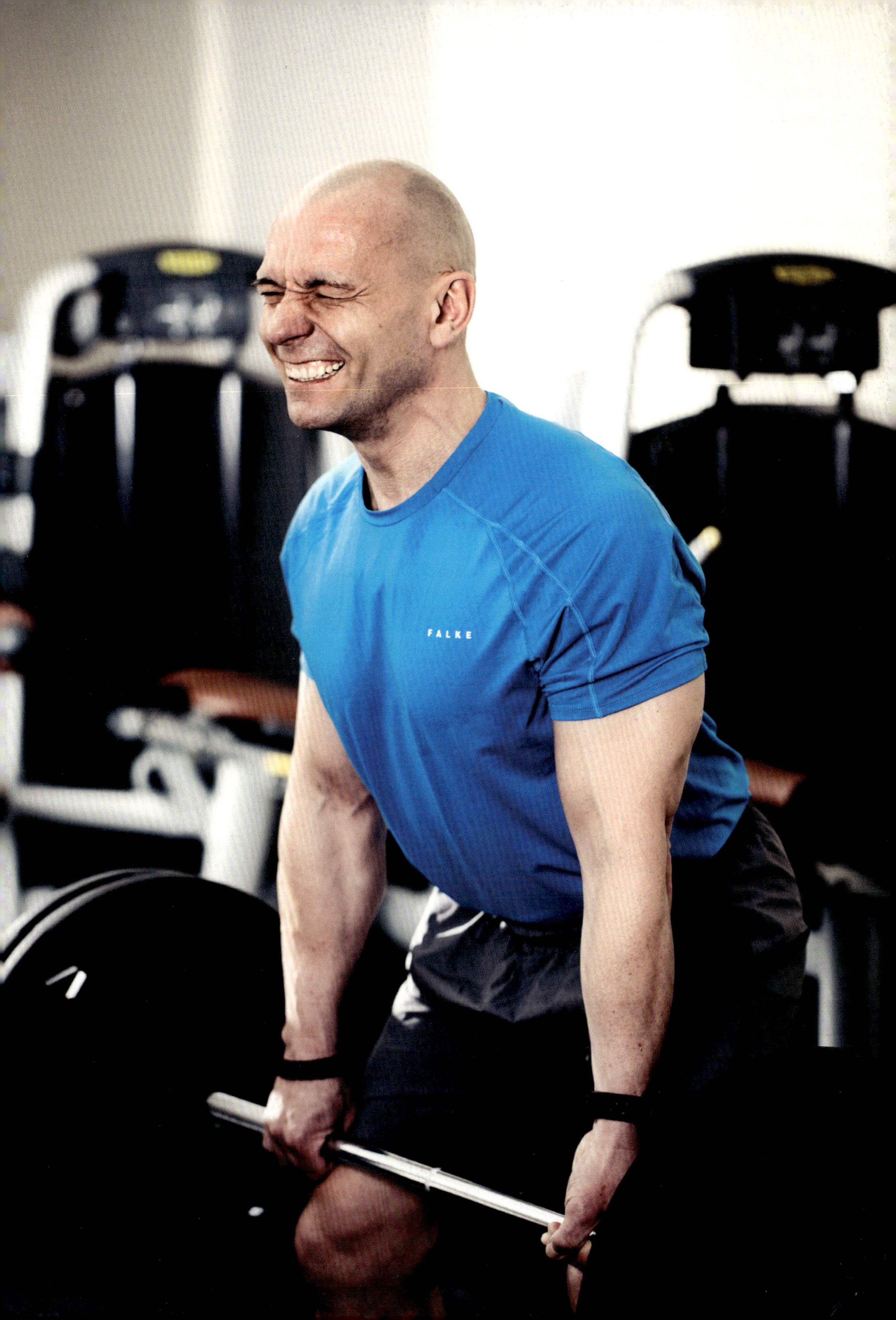
FALKE

MOTIVATION – WARUM ES SO SCHWER IST, SICH ZU VERÄNDERN, UND WIE WIR ES DENNOCH SCHAFFEN

Wir lernen von Kindheit an zu funktionieren. Oft wurden wir für unseren kindlichen und völlig normalen Individualismus massiv sanktioniert. So lernten wir, was die Gesellschaft von uns erwartet und was unerwünschtes Verhalten ist. An das eigene, so wunderbare Selbst, an unsere kostbaren Talente erinnern wir uns oft nicht mehr.

Wir wuchsen vielleicht auch auf, ohne wirklich geliebt zu werden. Unsere eigene Identität ging so verloren und wir sind auch heute noch abhängig vom Urteil Dritter und einem System, dass zum größten Teil nicht den Menschen in den Vordergrund stellt. Weil unsere inneren Wünsche nicht immer mit den Wünschen der Gesellschaft übereinstimmen, zweifeln wir an uns und gehen zur Psychotherapie, um wieder alles „auf die Reihe" zu kommen. Das innere Kind, unsere wirkliche Individualität und unsere wirklichen Bedürfnisse sind im Laufe der Jahre verschütt gegangen.

Das innere Kind ist unsere Seele, das, was absolut unsterblich ist, der Teil in uns, der uns nie einsam sein lässt, immer neugierig, aufgeschlossen, voller Liebe und Achtsamkeit. Diesen Teil in uns haben wir irgendwann verdrängt, eingesperrt, unterdrückt. So ist es einfacher, mit sieben Jahren still zu sitzen, Dinge widerwillig zu lernen, später die richtigen Markenprodukte zu kaufen, auf Liebe zu verzichten, uns selbst zu verleugnen und ein Leben zu führen, das uns eher aufgebürdet als von uns selbst gewählt wurde.

Ich gebe zu, das klingt alles sehr pessimistisch, aber diese Fremdbestimmung, die mal mehr, mal weniger subtil erfolgt, ist eine Tatsache. Eine Tatsache, an die wir uns leider gewöhnt haben. Deshalb fällt es uns so schwer, uns zu verändern. Wir haben uns an ein gewisses Maß Unglück gewöhnt – und unglückliche Menschen sind meist eifrige Konsumenten. DAS ist es, was von uns erwartet wird!

Es ist schwierig, aus diesem System auszusteigen. Einfach deshalb, weil nahezu alle Menschen darin gefangen sind und es somit völlig normal wirkt.

Aber der menschliche Wille, von dem ich schon so oft in diesem Buch gesprochen habe, ist einer der Schlüssel, die uns den Weg aus diesem Käfig ermöglichen! Der andere Schlüssel liegt in den Händen unseres inneren Kindes, in seinen authentischen Bedürfnissen nach Freiheit und Liebe. Wenn wir unser inneres Kind nicht länger verleugnen, ihm aufmerksam zuhören und dann unseren Willen einsetzen, um diesen Wunsch nach Freiheit und Liebe in die Tat umzusetzen, können wir wirklich etwas Neues schaffen!

Unser inneres Kind ist neugierig, verspielt, lebensfroh, grundsätzlich aufgeschlossen und relativ vorurteilsfrei. Es will ernst genommen werden und sich verstanden fühlen, genauso wie jeder von uns. Verleugnen wir weiter unser inneres Kind, verleugnen wir unser wahres Ich. Leben wir es, ändern wir unsere Welt! Zuerst im kleinen privaten Bereich, später dann vielleicht auch im gesellschaftlichen Rahmen.

Versuchen wir also viel öfter, unserem inneren Kind zu folgen und dementsprechend zu handeln. Ich denke, damit folgen wir unseren wirklichen Gefühlen, anstatt irgendwelchen gesellschaftlichen, medienkonstruierten, konsumorientierten oder traditionellen Vorgaben des gesellschaftlichen Mainstreams unser Vertrauen zu schenken.

So lernen wir, wirklich Verantwortung für uns und unser Leben zu übernehmen, unseren Talenten Ausdruck zu verleihen und wahrhaft glücklich zu werden.

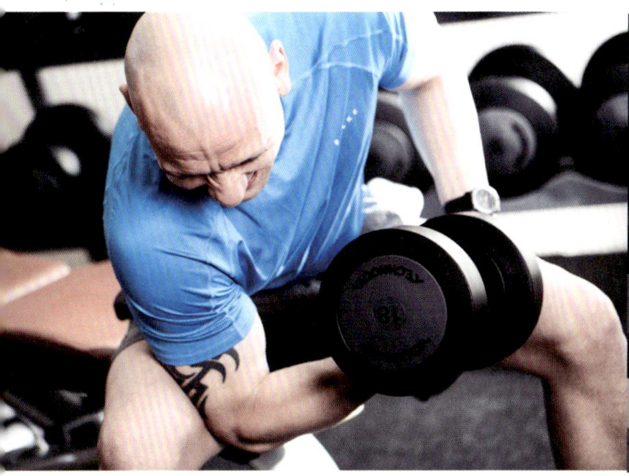

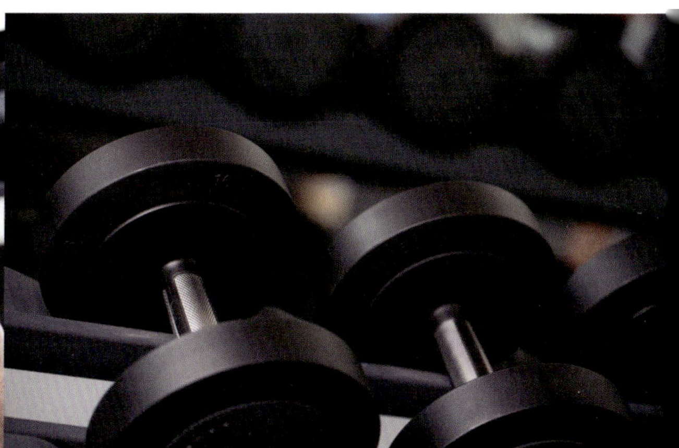

ÜBUNGEN ZUR SELBSTMOTIVATION

Um uns zu verändern und neue Wege einzuschlagen, empfehle ich die Praxis der Achtsamkeitsmeditation. Hierbei können wir uns darauf konzentrieren, was wirklich ist, was in diesem Augenblick wirklich geschieht. Wir lernen uns kennen und können unsere Gefühle und Wünsche von etwaigen Manipulationen seitens der Werbung und des gesellschaftlichen Drucks unterscheiden. Und als Nebeneffekt sorgt die Achtsamkeitsmeditation auch noch für einen gesunden Blutdruck, ruhige Nerven und den Abbau von Stresshormonen.

ACHTSAMKEITSMEDITATION

Suchen Sie sich einen Ort, an dem Sie einige Minuten ungestört sein können. Wenn es möglich ist, vielleicht sogar in der freien Natur unter einem Baum oder an einem Bachufer.

Sie sitzen nun bequem aufrecht, schließen die Augen und achten auf Ihren Atem. Wo spüren Sie Ihren Atem besonders deutlich? Vielleicht an der Nasenspitze beim Ein- und Ausatmen? Oder eher im Brustbereich oder im Heben und Senken Ihrer Bauchdecke? Entscheiden Sie sich für einen Bereich und verweilen Sie dort mit Ihrer Aufmerksamkeit. Spüren Sie genau, wie der Atem sich anfühlt. Achten Sie darauf, wie der Atem kommt und geht.

Bleiben Sie so lange bei Ihrem Atem, wie es Ihnen angenehm ist. Grundsätzlich empfiehlt sich eine Zeit zwischen 10 und 30 Minuten, aber wie lang genau, das entscheiden Sie. Sie können mit der Übung aufhören, wenn es sich für Sie richtig anfühlt, oder Sie stellen sich vorher eine Uhr mit einem leisen Wecksignal. (Obwohl Sie natürlich nicht einschlafen sollten!)

Öffnen Sie dann wieder Ihre Augen, stehen Sie auf, recken und strecken Sie sich.

AUTOSUGGESTION

Wenn Sie die Achtsamkeitsmeditation geübt haben, ist direkt im Anschluss ein guter Zeitpunkt für eine Autosuggestion, weil Ihr Geist frisch, klar und

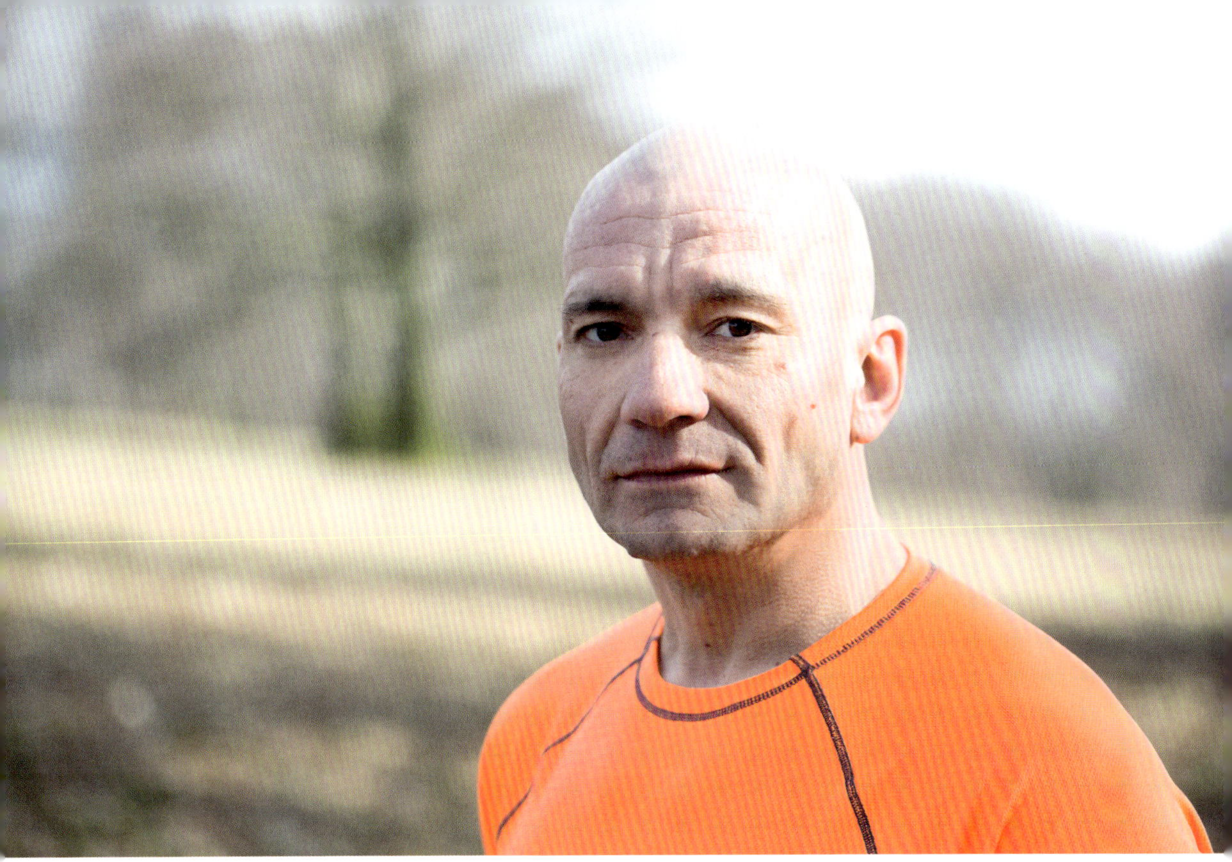

offen ist. Sie können die Autosuggestion aber auch völlig unabhängig von der Achtsamkeitsmeditation machen. Diese Übung dient dazu, Ihrem Geist Ihre Ziele bildlich vor Augen zu führen und sich an ihnen zu orientieren.

Gönnen Sie sich einen ruhigen Moment. Das kann morgens noch vor dem Aufstehen sein oder tagsüber vielleicht bei einer kleinen Pause auf einer Parkbank oder beim Spazierengehen. Auch die Zeit vor dem Einschlafen eignet sich hervorragend. Atmen Sie ein paarmal tief durch und erschaffen Sie dann Ihr persönliches Kopfkino. Stellen Sie sich Ihr Ziel in allen Einzelheiten vor. Führen Sie sich zum Beispiel vor Augen, wie Sie in Zukunft aussehen werden, nachdem Sie einige Zeit trainiert haben. Sehen Sie Ihre muskulösere Figur, sehen Sie sich selbst, wie Sie sportliche Ziele erreichen. Wenn Sie das regelmäßig machen, werden Sie jeder Zelle in Ihrem Körper signalisieren, wo es hingehen soll. Und Sie haben die volle Unterstützung Ihres Geistes, während der „innere Schweinehund" sich in seine Hütte zurückzieht.

WARUM ES SICH LOHNT, GRENZEN ZU ÜBERSCHREITEN

Michael Griesmeier im Gespräch mit Dirk Grosser

Dirk Grosser: *Ist eine sportliche Grenzüberschreitung eine Erfahrung von Freiheit für dich?*
Michael Griesmeier: Ja, in gewisser Weise schon. Es ist unbeschreiblich schön und bereichernd, wenn ich nach stundenlangem Kampf erschöpft, müde und leer an meinem Ziel angekommen bin, meine persönliche Grenze überschritten habe. Der Kopf ist frei, leergefegt von Zweifeln und negativen Gedanken. Es ist wie ein persönlicher Resetknopf – danach kann ich dann wieder andere Dinge hineinfließen lassen.

DG: *Erschaffst du dir mit deinen Grenzüberschreitungen einen Sinn im Leben?*
MG: Ja, für mich ist es wichtig, diese Erfahrungen zu machen bzw. gemacht zu haben. Nur so konnte und kann ich mich wirklich weiterentwickeln. Wenn man so wie ich eine gescheiterte Ehe und den Verlust der Kinder hinter sich hat, stellt sich zwangsläufig die Frage, was dem Leben jetzt einen Sinn geben kann. Nur für mich allein dahinzuleben, von einem Tag zum anderen, das war noch nie mein Ding. Ich möchte geben, Neues lernen, beschützen und bewahren. Für mich als fehlerhaften Menschen ist es wichtig, dass ich mich entwickeln kann und darf, um immer authentisch und glaubwürdig zu sein. Glaubwürdig sowohl für mich selbst als auch für andere. Und wahrscheinlich kann man das „Sinn" nennen.

DG: *Sind deiner Meinung nach Grenzerfahrungen wichtig für Menschen?*
MG: Ich denke ja. Grenzerfahrungen sind ja nicht nur sportliche Erlebnisse, sondern auch schlimme gesundheitliche Diagnosen, Existenzängste, Trennungen usw. Diese Dinge geben uns neben einigen leidvollen Gefühlen auch die Möglichkeit, zu reifen, stärker und

empfindsamer für andere zu werden, zu kämpfen, Dankbarkeit zu für die guten Dinge im Leben zu empfinden, wieder an das Wesentliche im Leben zu glauben. Zum Leben gehören auch Kampf und Leid, ob im Sport oder im Alltag. Wir können verzagen und daran zerbrechen oder daran wachsen. Leider haben wir in unserer Hightech-Konsum-Gesellschaft irgendwie verlernt, Leid anzunehmen und darauf zu vertrauen, dass wir Krisen aus eigener Kraft überstehen können. Doch wir haben unglaubliche Kräfte in uns und müssen nicht auf das Urteil anderer vertrauen, das ist meine Erfahrung. Dieser Kräfte müssen wir uns bewusst werden. Grenzerfahrungen, egal welcher Art, bieten uns die Gelegenheit dazu. Der Extremsport hat mir das deutlich gezeigt. Ich bin da gar nichts Besonderes, jeder kann das in seinem eigenen Rahmen.

DG: *Wo wird eine Grenzüberschreitung zum Machbarkeitswahn? Worin liegt für dich der Unterschied?*
MG: Der Machbarkeitswahn setzt dann ein, wenn man im Prinzip weiß, dass man es nicht packt, aber irgendwie aus der Nummer nicht mehr herauskommt. Grenzüberschreitungen funktionieren nur, wenn man ganz sicher weiß, dass man es schafft! Als ich Anfang 2011 die Idee zu meinem Weltrekord hatte, ging ich in diesen Outdoorladen, um das Gewicht des Rucksacks zu testen. Trotz des leichten Schocks darüber, wie schwer sich 30 Kilo anfühlen, war ich mir zu jedem Zeitpunkt sicher, dass ich es schaffen würde. Ich wusste, dass meine Knie, mein Körper das aushalten, dass ich die Kraft dazu haben würde. Hätte ich gezweifelt und mein Erschrecken über das Gewicht des Rucksacks meine Einstellung beeinflussen lassen, dann wäre ich bei dem Weltrekordversuch nach spätestens fünfeinhalb Stunden gestürzt und von diesem Rucksackmonster erschlagen worden. Oft sollte man sich diese wunderbare kindliche Naivität zu eigen machen. Kinder legen einfach los, und erst wir Erwachsene sagen ihnen, dass irgendetwas nicht geht. Sie haben noch dieses Vertrauen in ihre Stärke, in ihre Kraft. Wir sollten lieber von ihnen lernen, anstatt sie in

SCHLUSSWORT: DIE EINHEIT VON KÖRPER, GEIST UND SEELE

Wer seinen Körper regelmäßig bewegt, sich dabei echten Herausforderungen stellt, sich ausgewogen ernährt und hier vor ethisch richtigen, aber unbequemen Entscheidungen nicht zurückschreckt und zudem seinen Geist fordert und fördert, wird eine tiefe Harmonie in sich wahrnehmen. Auch bei der allergrößten Anstrengung wird er einen inneren Frieden empfinden, der sich mit nichts vergleichen lässt.

Dieser Frieden breitet sich auch in mir jeden Tag mehr aus, vor allem, seit ich der Großstadt den Rücken gekehrt habe und aufs Land gezogen bin. Je mehr ich mich als Teil der Natur betrachte, desto mehr brauche ich auch die Begegnung mit ihr. Um mich zu spüren. Um zu Hause zu sein.

Körper, Geist und Seele sind eine Einheit – das war mir instinktiv schon immer klar. Mit jedem Tag erfahre ich mehr, was das wirklich bedeutet, und spüre gleichzeitig, dass diese Einheit noch viel größer ist. Ich bin nicht getrennt von dieser Welt und den anderen Lebewesen. Ich bin froh, dass ich meinen Teil dazu beitragen kann, um auf diese grundsätzliche Verbindung aufmerksam zu machen. Mein Lebensstil und meine Aktionen dienen ja nicht nur dazu, aufzuzeigen, was falsch läuft in dieser Welt, ich will vielmehr auf die Kostbarkeit hinweisen, die jedes einzelne Leben darstellt.

Ich möchte weiterhin denen eine Stimme geben, die selbst nicht gehört werden. Und ich möchte Alternativen aufzeigen, die es uns ermöglichen können, all die Schönheit, die uns umgibt, wertzuschätzen, zu erhalten und zu genießen.

Wenn ich das mit diesem Buch vermitteln konnte, macht mich das sehr glücklich!

ANHANG

VERZEICHNIS DER REZEPTE

VERZEICHNIS DER KÖRPERÜBUNGEN

VERZEICHNIS DER MENTALEN ÜBUNGEN

INTERESSANTE LINKS UND FILME

- Das ist meine Website: *www.michaelgriesmeier.de* Dort finden Sie auch Filmbeiträge über meinen Weltrekord.
- Die Albert-Schweitzer-Stiftung für unsere Mitwelt setzt sich für den Schutz und die Rechte der Tiere ein: *www.albert-schweitzer-stiftung.de*
- Der VEBU-Vegetarierbund Deutschland e. V. wirbt für eine größere Akzeptanz und Verbreitung der vegetarischen Lebensweise: *www.vebu.de*
- Die Vegane Gesellschaft Deutschland e. V., engagiert sich für eine friedliche Veganisierung der Gesellschaft: *www.vegane-gesellschaft.org*
- *Home* heißt der wunderschöne Film des Regisseurs Yann Arthus-Bertrand über unsere Erde, der mich zum Umdenken gebracht hat.
- *Earthlings* mit Hollywoodschauspieler Joaquin Phoenix ist einer der wichtigsten Tierrechtsfilme überhaupt.

ÜBER DEN AUTOR

Michael Griesmeier, geboren 1969 in Berlin, ehemaliger Soldat und Polizist, Ultramarathonläufer, Berliner Meister im Bodybuilding, Naturliebhaber und Tierrechtler, entwickelte und lehrt sein eigenes Selbstverteidigungssystem, stellte den ersten veganen Weltrekord auf (6 Stunden Treppenlaufen mit 30-Kilogramm-Rucksack) und geht konsequent seinen eigenen Weg, der ihn immer wieder zu extremen körperlichen Herausforderungen führt, um Aufmerksamkeit auf das zu lenken, was ihm am Herzen liegt.

Mit seinen sportlichen Leistungen – und nun auch mit diesem Buch – möchte er zeigen, dass es für jeden Menschen möglich ist, körperliche sowie geistige Grenzen zu überwinden. Michael Griesmeier ist selbst ein überzeugendes Beispiel dafür, dass solche Leistungen mit einer Ernährung erbracht werden können, die ohne tierisches Eiweiß auskommt, womit er ein deutliches Zeichen für die Rechte der Tiere setzt. Mit seinen Aktionen wirbt Michael Griesmeier für einen verantwortungsvollen Umgang mit der Natur und für die allgemeine Achtung vor dem Leben.

Mittlerweile hat er der Großstadt Berlin den Rücken gekehrt, seinen Polizeiberuf an den Nagel gehängt und lebt nun in der Nähe von Celle in Niedersachsen.

Er hält Vorträge und tritt bei Veranstaltungen auf, die sich ebenso wie er dem Umwelt- und Tierschutz verschrieben haben. Unter seiner Mail-Adresse *mgriesmeier@yahoo.com* ist er ebenso erreichbar wie bei *Facebook* und über seine Website (siehe oben, unter „Interessante Links und Filme").

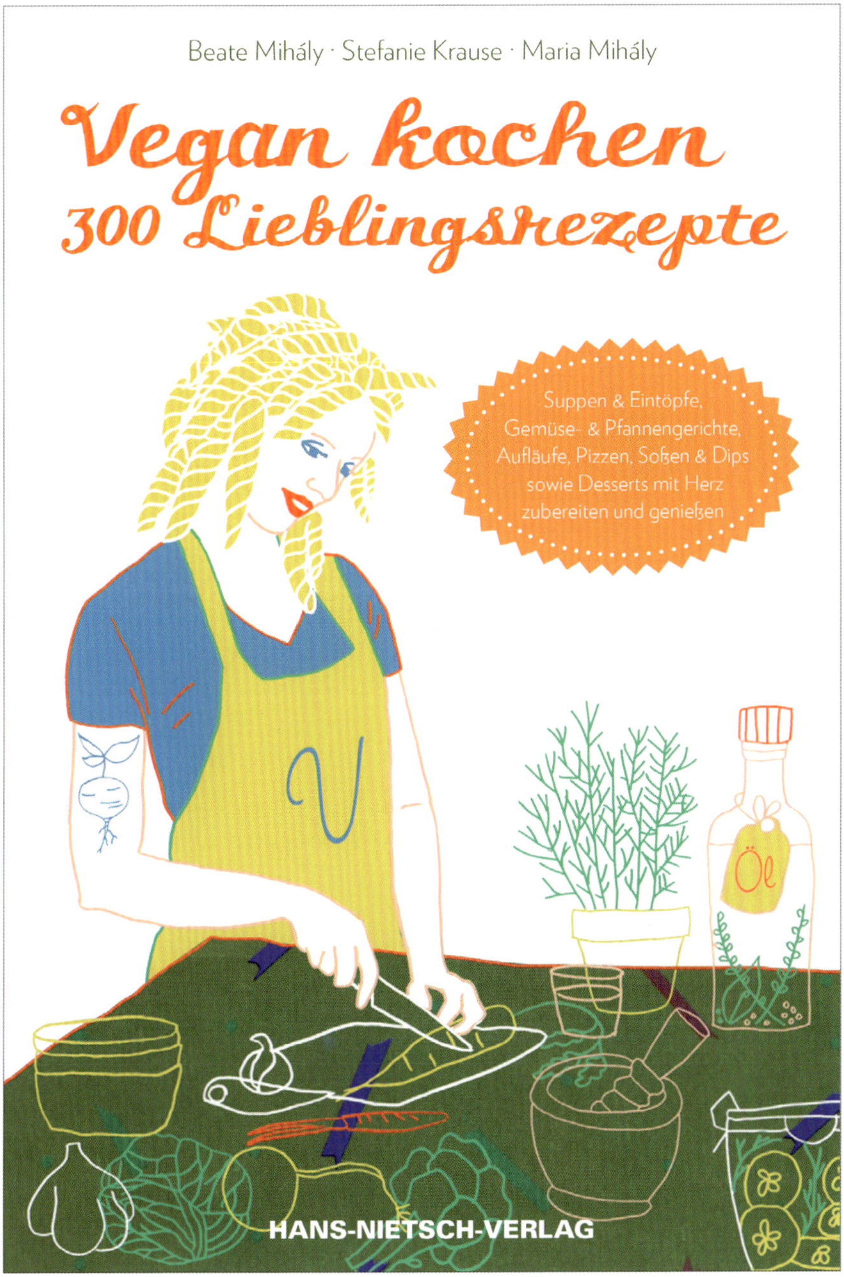
Beate Mihály · Stefanie Krause · Maria Mihály
Vegan kochen
300 Lieblingsrezepte
Suppen & Eintöpfe,
Gemüse- & Pfannengerichte,
Aufläufe, Pizzen, Soßen & Dips
sowie Desserts mit Herz
zubereiten und genießen
Öl
HANS-NIETSCH-VERLAG